6つの不調を食べて改善

冷え　疲れ　便秘　肌荒れ　胃痛　風邪

私を整えるスープ

JN069325

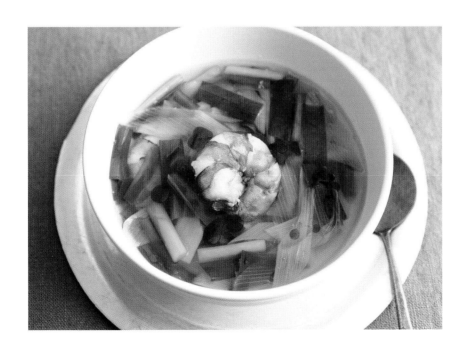

オレンジページ

はじめに

手足が冷たくて眠れない、疲れがなかなか取れない、
肌のカサカサが気になる……。
生活習慣やストレスなどが原因で、
ほとんどの人が何らかの「プチ不調」を抱えています。
モヤモヤする不調を改善し、毎日を元気に過ごすためには、
「今の自分をきちんと知ること」が大切。
そして、必要なものを日々の食事から取り入れ、
体の中からケアすることが確かな一歩になります。

この本では、女性に多い6つのプチ不調を取り上げ、
薬膳の考え方に基づいて体質や症状を分類。
改善を促し、体を〈整える〉身近な食材をピックアップして、
味わい豊かなスープレシピに仕上げています。
おかず代わりの具だくさんスープからクリーミーなポタージュまで、
朝に夕に手軽に作れて、スープジャーで持ち運べばランチタイムにも。
おいしく食べながら無理なく始められる、
とびきりのセルフケアをめざしました。

体質、症状に合わせたスープは、繰り返し味わってこそ効果的。
ぜひ毎日のように作ってみてください。
きっと、少しずつ体が整うのを感じられるはずですよ。

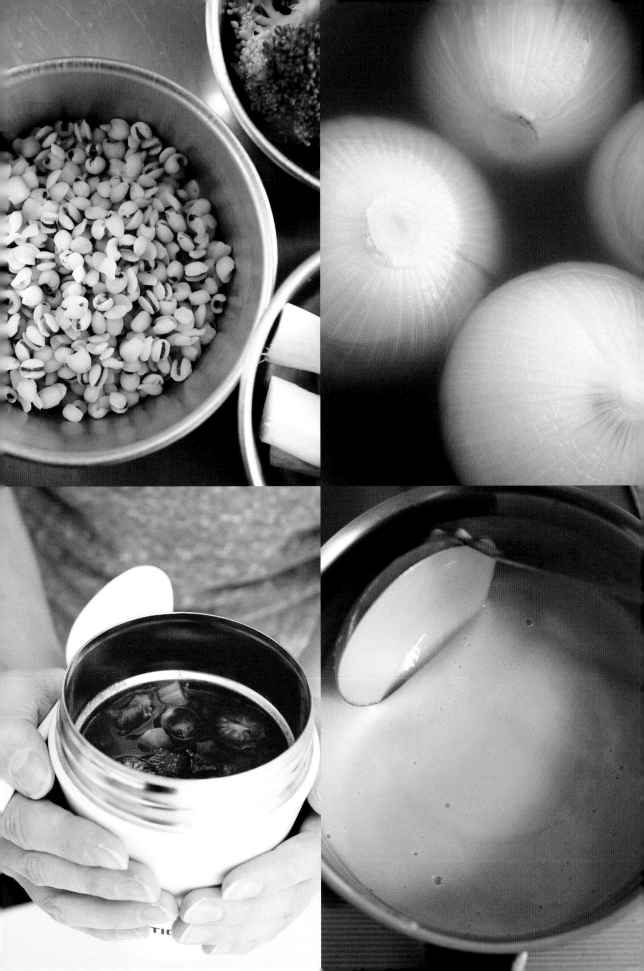

CONTENTS

この本の表記について

● 大さじ1は15㎖、小さじ1は5㎖、1カップは200㎖です。1ccは1㎖です。

● 材料表に出てくるだし汁は、昆布とかつお節でとったものを使用しています。市販のだしの素（顆粒）を使う場合は袋の表示どおりに湯に溶かし、だしパックを使う場合は表示に従って湯で煮出します。

● 材料表に出てくる「鶏ガラスープの素」は、「うま味調味料無添加やさしい味わいのガラスープ」（ユウキ食品）を使用しています。「洋風スープの素」は、「チキン」を使用しています。

薬膳を知る基本のキーワード

1 | 人の体を構成する3つの要素は 「気」「血」「水」

中国伝統医学では、人の体は「気」「血」「水」の3つの要素で構成され、それぞれがバランスよく保たれていることが健康であり、体が正常に機能していると考えます。一つでも過不足があったり、流れが滞ったりすると不調の原因になるため、改善を促す食材の作用をフルに生かし、体に合った食事に変えていくことが薬膳の基本になります。

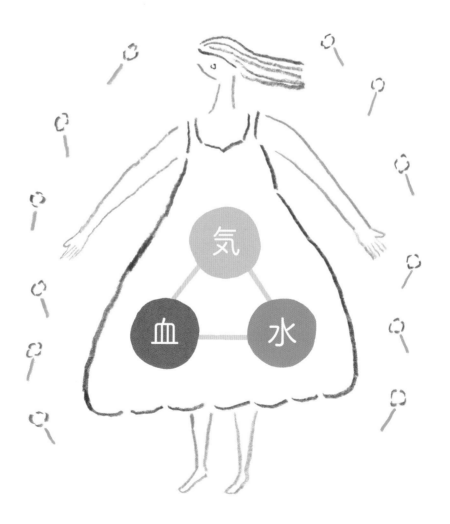

「冷え」「疲れ」「便秘」「肌荒れ」「胃の痛み」「風邪」。
この本で取り上げる6つの不調は、薬膳の考え方をもとに症状を分類し、
それぞれに合った食材で作るスープを紹介しています。でも「そもそも薬膳って……？」
文中に出てくる基本の用語とその意味を知っておきましょう。

体のエネルギー源となる 気

気とは、体を動かすもとになる生命エネルギーのこと。いわば元気の素のようなものです。気が不足すると、だるい、疲れやすい、冷えやすいといった状態になり、気の流れが滞るとおなかが張ったり、頭痛がしたりなどの症状が表れます。

全身に栄養を届ける 血

血液そのものであり、全身をめぐって体のすみずみまで酸素や栄養を運び、内臓や組織にうるおいを与えます。血がたりないと貧血、生理不順、髪のトラブルなどが表れ、血の流れが滞ると慢性的な肩こりなどの症状が出ることも。

体をうるおす 水

胃液、リンパ液、だ液、汗、尿などの水分をいい、体内をうるおし、臓器をスムーズに働かせる役割を持ちます。水が不足すると体に余分な熱がこもりやすくなるため、ほてりや微熱を感じたり、水の流れが滞ると体がむくんでだるくなるなどの症状が表れます。

2 ｜ 自然界のすべてのものには「陰」と「陽」がある

万物はすべて「陰（イン）」と「陽（ヨウ）」に分けられるという考えのもと、「陰」は沈静的で冷たい性質を持つもの、「陽」は活動的で温かな性質を持つものに大別されます。これらはどちらか一方だけでは成り立たず、互いに切り離すことができない関係にあるという考え方を示すもの。たとえば、季節なら春・夏は「陽」、秋・冬は「陰」、人なら男は「陽」、女は「陰」というように。食べ物にも陰と陽があり、温める性質は陽、冷やす性質は陰と考えられていて、薬膳の食材を考えるうえでは欠かせないキーワードのひとつになっています。

3 | 「温熱性」「平性」「寒涼性」 食材は3つの性質に大別できる

すべての食材は、体を温めたり（温熱性）、冷やしたりする作用（寒涼性）と、そのどちらにも作用しないもの（平性）とに大きく分けられます。薬膳ではこれをもとに冷えには温め効果のある食材を、体に熱がこもっているときは冷やし効果のあるものを組み合わせ、食事で体のバランスを整えていきます。また調理法によっては体を冷やすものが温める作用に変わることもあり、その組み合わせは一定ではありません。

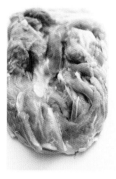 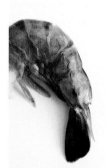 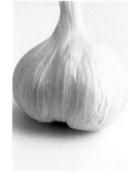

■ 温熱性のもの

体を温める性質がある食材で、寒い時期や、体が冷えているときに効果的。寒涼性の食材と合わせれば、温め効果が中和されます。

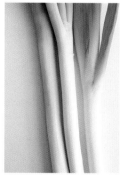 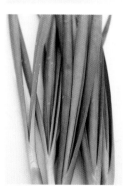 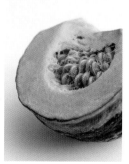 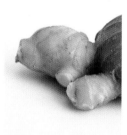

温熱性の食材

鶏肉	えび	玉ねぎ	青じその葉
いわし	かぼちゃ	ねぎ	くるみ
鮭	にら	にんにく	りんご
まぐろ	かぶ	しょうが	など

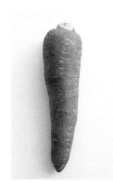
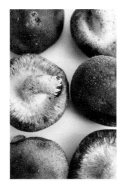
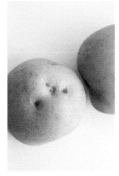
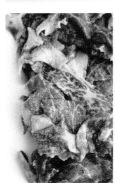
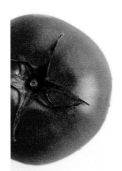

▌平性のもの

体を温めも冷やしもしない、おだやかな性質を持つ食材。多くはこの平性に属し、寒涼性、温熱性どちらの食材と合わせても使いやすく、食べつづけても、バランスのかたよりはありません。

平性の食材	
牛肉	長いも
かき	れんこん
じゃがいも	とうもろこし
キャベツ	にんじん
白菜	卵
青梗菜 チンゲンツァイ	米
しいたけ	など

▌寒涼性のもの

体を冷やす性質がある食材で、暑い時期や、発熱・のぼせなど体が熱を持っているときに効果的。温熱性の食材と合わせると、冷やす効果が中和されます。

寒涼性の食材	
豆腐	トマト
緑豆春雨	セロリ
もやし	みょうが
なす	ほうれん草
大根	あさり
きゅうり	ひじき
ごぼう	など

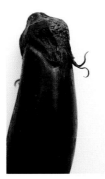

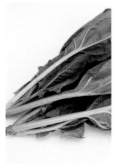
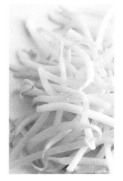

CHAPTER 1

冷え

[全身が冷える]

症 状

☐ 寒がりで手足が冷える

☐ 顔色が白っぽい

☐ 精神的にも肉体的にも疲れやすい

☐ 大便がゆるい

☐ 小便の色は透明で量が多い

原因と対策

体を温めるエネルギーの「陽」が不足し、熱を生み出す力が弱まるのが原因。陽を補う作用のある食材、温熱性の食材を選ぶとよい。

おすすめ食材

鶏肉	にんにく	青じその葉	こしょう
えび	しょうが	パクチー	シナモン
にら	ねぎ	酒かす	くるみ

温め食材の代表といえば、しょうが。和、洋、中、どんな味つけとも相性がよく、日々取り入れやすいので、いつもそばにあると安心。

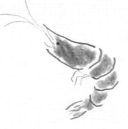

えびはうまみが強く、味がよく出るので、スープにぴったり。高たんぱく質、低脂肪のヘルシー食材なのもうれしい。

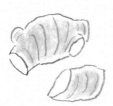

とにかく温め効果抜群のシナモン。スティックを煮込んで、パウダーをふりかけてと、日々の食事に積極的に取り入れたい。

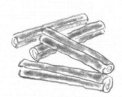

多くの女性が悩むプチ不調の代表といえば、「冷え」。もともと女性は男性に比べて
体を温めるエネルギーが少なく、冷えやすいといわれています。冷えのタイプとしては、
体を温めるエネルギーの不足によってとにかく「全身が冷える」タイプ、血が不足し、
体のすみずみまで温まらない「貧血で冷える」タイプが代表的。いずれのタイプのスープも
いつ食べても効果的ですが、朝にとるとポカポカが持続するので、特におすすめです。

貧血で冷える

症 状

□ 寒がりで手足が冷える

□ 顔色が青白いか、土気色

□ 唇の色が薄い

□ めまい、動悸がある

□ 月経量が少ない

原因と対策

血が不足し、温めるエネルギーが末端の血管まで届かないため冷える。血を補う作用のある食材、温熱性の食材を選ぶとよい。

おすすめ食材

豚肉	鮭	にんじん	松の実
鶏レバー	いか	パセリ	きくらげ
牛レバー	ほうれん草	黒豆	シナモン

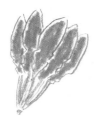

血を補う働きのあるほうれん草。性質は寒涼性なので、体を温める食材と組み合わせ、少しでも温め効果を高めて。

豚肉には気、血、水を補う作用がある。平性で使いやすく、ボリューム感が出てうまみもあるので、おくすりスープには欠かせない。

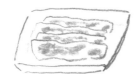

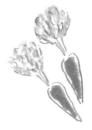

にんじんには血の不足を解消する働きがある。免疫力を高める作用のあるβ-カロテンも豊富に含むので、意識してとりたい食材。

全身が冷える

温め食材で体の中からポカポカに

鶏肉と青梗菜のにんにく しょうがスープ

温め効果抜群の**しょうが**と**にんにく**がたっぷり入ったスープ。
鶏肉は体を温めてくれるうえ、食べごたえもあるので、おなかも満足です。
最後にごま油をたらして、香りよく仕上げて。

材料(2人分)

鶏もも肉 …… 1枚(約250g)
青梗菜<ruby>チンゲンツァイ</ruby> …… 1株(約100g)
しょうがのすりおろし …… 小さじ2
にんにくのすりおろし …… 小さじ1
だし汁 …… 2カップ
塩　酒　ごま油

作り方

1　青梗菜は根元を切って葉を1枚ずつはずし、長さ4〜5cmに切って、葉と茎に分ける。鶏肉は余分な脂肪を取り除いて一口大に切り、塩小さじ¼をふる。

2　鶏肉を皮目を下にしてフライパンに並べ、中火にかける。2〜3分して皮目に焼き色がついたら裏返し、表面の色が変わるまでさっと焼く。ペーパータオルでフライパンの余分な脂を拭いて、酒大さじ2をふり、汁けがとんだら、だし汁、しょうが、にんにくを加える。煮立ったらふたをし、弱火で15分ほど煮る。

3　青梗菜の茎を加えて30秒ほど火を通し、葉を加えてさっと煮る。味をみて、たりなければ塩適宜で味をととのえ、ごま油適宜をふって、器に盛る。
（1人分268kcal、塩分1.1g）

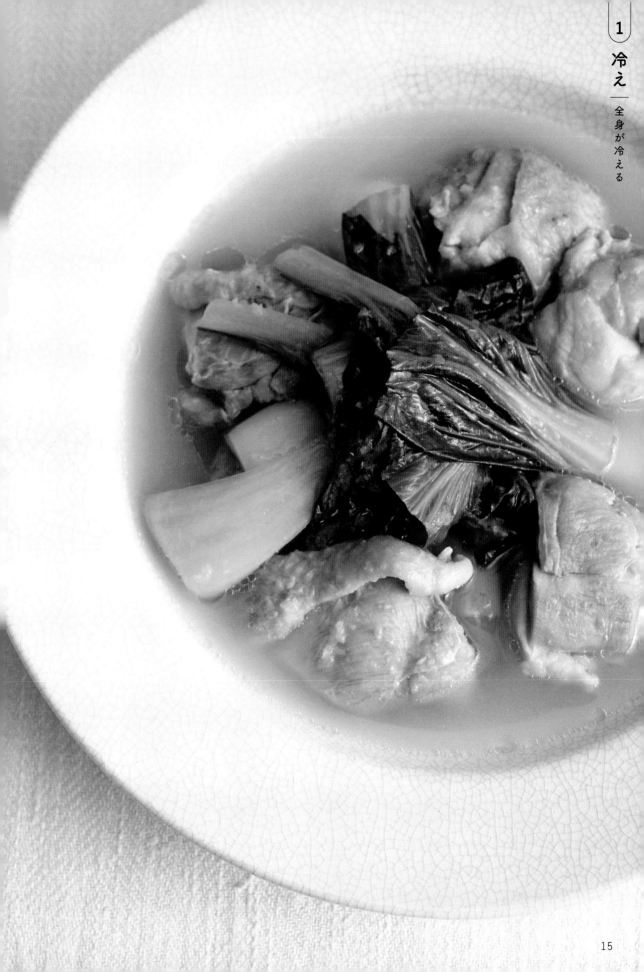

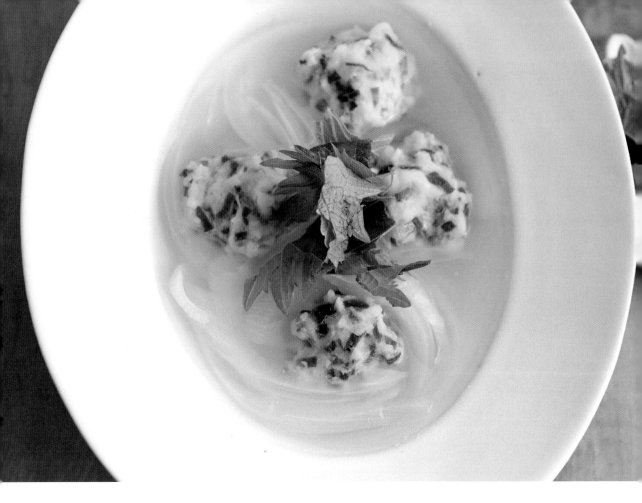

えびにらだんごのスープ

えびのうまみがスープに溶け出し、じんわりと体にしみ入ります。
だんごのえびとにら、しょうが、仕上げにのせた青じその葉はすべて温め食材。
パワフルな組み合わせで、冷えにじんわり働きかけます。

材料(2人分)

えびにらだんご

┌ えび(殻つき)……6尾(約120 g)
│ にら……3本
│ 溶き卵……⅓個分
│ しょうがのすりおろし……小さじ1
│ 片栗粉……大さじ½
└ 塩……小さじ¼

玉ねぎ……½個

青じその葉……3〜4枚

鶏ガラスープの素(顆粒)……大さじ1

酒　塩

作り方

1 玉ねぎは縦に薄切りにする。にらは幅5mmに切る。えびは殻を
  むき、あれば背わたを竹串で取り除き、2つ〜3つに切ってから包
  丁で細かくたたく【a】。ボールに入れて塩をふって練り混ぜ、残り
  のえびにらだんごの材料を加えて、手でよく混ぜる【b】。

2 鍋に水2カップと、鶏ガラスープの素、玉ねぎを入れて中火にか
  け、煮立ったら酒大さじ1を加える。えびにらだんごをスプーンで
  一口大にすくって落とし入れ、弱めの中火で8〜10分煮る。

3 味をみて、たりなければ塩適宜
  で味をととのえる。器に盛り、
  青じその葉をちぎってのせる。
  (1人分107kcal、塩分2.2g)

[a]　　　[b]

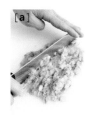 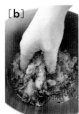

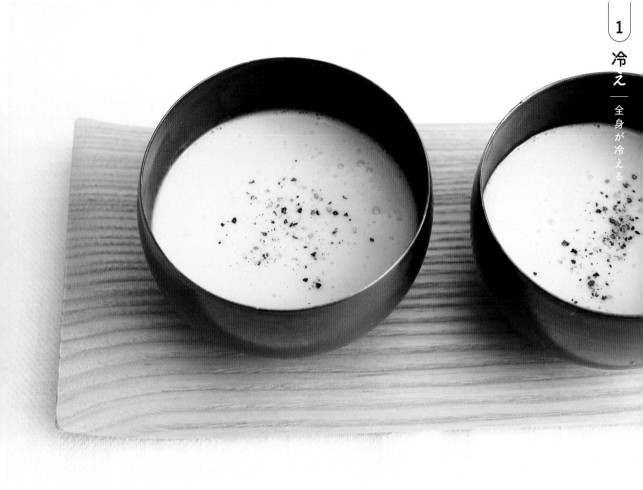

ねぎのポタージュ

体がポカポカになる、ねぎが主役のクリーミーなポタージュ。
ねぎとじゃがいもを蒸し焼きにし、素材の甘みをたっぷり引き出します。
仕上げの黒こしょうでさらに体を温めつつ、スパイシーな香りをプラスして。

材料（作りやすい分量）

ねぎ……2本（約200g）
じゃがいも（大）……1個（約150g）
牛乳……¾カップ
洋風スープの素（顆粒）……小さじ1½
オリーブオイル　塩　粗びき黒こしょう

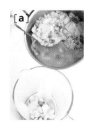
[a]

作り方

1　ねぎは幅8mmの小口切りにする。じゃがいもは皮をむき、縦4等分に切ってから、横に薄切りにする。切ったそばから水にさらして5分ほどおき、ざるに上げて水けをきる。

2　鍋にオリーブオイル大さじ1と、ねぎを入れて中火にかけ、しんなりするまで炒める。じゃがいもを加えて炒め、全体に油が回ったらふたをし、弱火で5分ほど蒸し焼きにする。水1½カップ、塩小さじ⅓と、洋風スープの素を加えて中火にし、煮立ったらふたをして弱火で10〜15分煮る。

3　粗熱が取れたらミキサーに入れ【a】、なめらかになるまで30秒ほど撹拌する。鍋に戻し入れて牛乳を加え、中火にかけて混ぜながら温める。煮立つ直前に火を止めて器に盛り、粗びき黒こしょう適宜をふる。
（⅓量で130kcal、塩分1.3g）

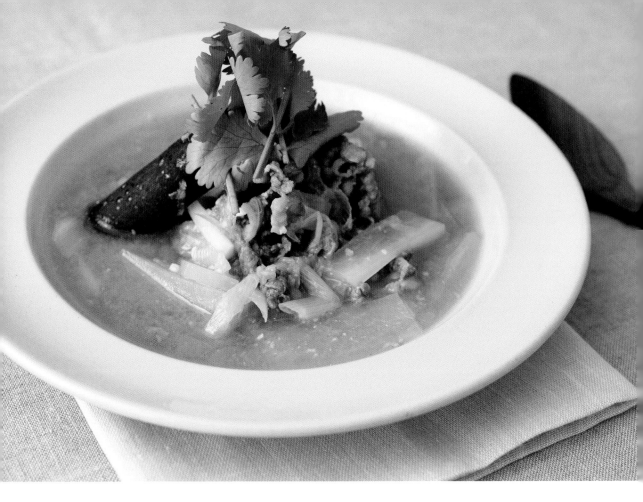

牛肉と大根のアジアンスープ

ねぎ、パクチー、シナモン、酒かす、にんにくと、温め食材がたっぷり入ったスープ。
特にシナモンと酒かすの温め効果が抜群で、食べた瞬間に体のしんから温まるよう！
最後に加えるパクチーの香りが、酒かすの素朴な味わいを引き締めます。

材料(2人分)

牛切り落とし肉 …… 100g

大根 …… 縦半分のもの4cm
　　（約60g）

ねぎ …… 1本

にんにくのみじん切り
　　…… 1かけ分

シナモンスティック …… ½本

酒かす …… 30g

鶏ガラスープの素（顆粒）
　　…… 大さじ1

オイスターソース …… 小さじ1

パクチーのざく切り …… 適宜

サラダ油　塩

作り方

1 大根は皮をむき、縦に幅1cmに切ってから、縦に薄切りにする。ねぎは斜め薄切りにする。

2 鍋にサラダ油大さじ1を中火で熱し、にんにく、ねぎ、シナモンを入れて炒める。香りが立ったら牛肉を加えて炒め、塩少々をふる。肉の色が変わったら水2カップと、鶏ガラスープの素を加え、煮立ったらアクを取る。

3 小さめの器に酒かすを入れ、煮汁適宜を加えて溶きのばし、**2**に入れる。大根、オイスターソースを加え、弱火で10分ほど煮る。器に盛り、パクチーをのせる。
（1人分247kcal、塩分1.8g）

素材メモ

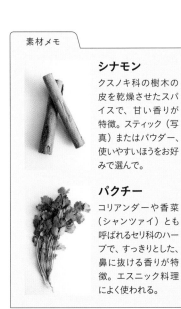

シナモン

クスノキ科の樹木の皮を乾燥させたスパイスで、甘い香りが特徴。スティック（写真）またはパウダー、使いやすいほうをお好みで選んで。

パクチー

コリアンダーや香菜（シャンツァイ）とも呼ばれるセリ科のハーブで、すっきりとした、鼻に抜ける香りが特徴。エスニック料理によく使われる。

体が温まる作り置きだれ

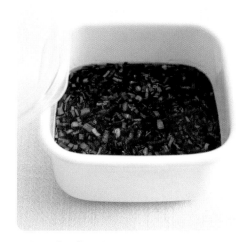

ご飯に、おかずに、さっとひとかけ

温め効果抜群のにら、しょうが、にんにくを、合わせだれにたっぷりと。
常備しておけば、さっとひとかけでポカポカパワーを発揮します。

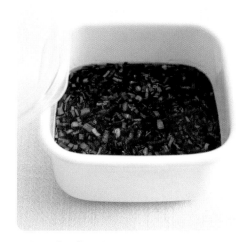

にら一束、使いきり！
にらだれ

材料（作りやすい分量）**と作り方**
にら1束（約100g）は小口切りにする。めんつゆ
（3倍濃縮）½カップ、酒大さじ3、ごま油大さじ
1、梅干し1個を小鍋に入れて中火にかけ、煮立っ
たらにらを加える。20秒ほど煮たら火を止め、そ
のままさまして保存容器に移す。冷蔵庫で1週間
ほど保存可能。
（⅛量で37kcal、塩分1.4g）

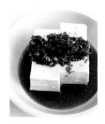

豆腐にかけて
風味にパンチのあるにらは、淡泊
な豆腐と相性抜群。冷ややっこは
もちろん、温やっこでもおいしい。
⅛丁の豆腐に、大さじ1程度が
目安。

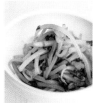

もやしとあえて
ゆでもやしとあえるだけで、パパッ
と一品が完成。ゆでもやし½袋
分（塩少々を加えた湯でさっとゆ
で、水けをよくきる）に、大さじ
2〜3が目安。

材料を混ぜるだけで、超簡単。
にんにくしょうがだれ

材料（作りやすい分量）**と作り方**
ボールにねぎのみじん切り½本分、しょうがのす
りおろし大さじ1、にんにくのすりおろし小さじ2、
しょうゆ大さじ3、はちみつ大さじ1、粉唐辛子（韓
国産・細びき）小さじ1（なければ一味唐辛子小さ
じ¼）、白すりごま大さじ1を入れ、よく混ぜて保
存容器に移す。冷蔵庫で3週間ほど保存可能。
（⅛量で23kcal、塩分1.0g）

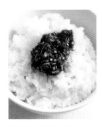

ご飯にのせて
ほんのりピリ辛で、香味野菜の風
味も抜群。ご飯がどんどんすすみ
ます。温かいご飯茶碗1杯分に、
小さじ1〜大さじ1が目安。

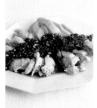

蒸し鶏にかけて
たっぷりの薬味が鶏肉の臭みを
消し、うまみを引き立てます。ゆ
で鶏1枚分（鶏もも肉1枚〈約
250g〉に塩小さじ1をすり込み、
酒大さじ1を加えた湯で20分ほ
ど弱火でゆで、ふたをしてそのま
まさます）に、大さじ2が目安。

貧血で冷える

血のめぐりをよくして全身を温かく

豚ひき肉とほうれん草の にんにくスープ

血を補う働きのある**豚肉**と**ほうれん草**に、
体を温める**にんにく**を合わせて。
ごま油で炒めた豚肉とにんにくが、味にこくと深みをプラスします。
パパッとできる手軽さもうれしい！

材料(2人分)
豚ひき肉……100g
ほうれん草……小½わ(約100g)
にんにくのみじん切り……1かけ分
鶏ガラスープの素(顆粒)……小さじ2
ごま油　塩　酒

作り方

1 ほうれん草は根元を切り、幅1cmに切る。

2 小鍋にごま油大さじ½を中火で熱し、にんにく、ひき肉を加えて炒める。塩少々をふってさらに炒め、肉の色が変わったら、酒大さじ1をふり、水1½カップと、鶏ガラスープの素を加える。煮立ったらほうれん草を加えてさっと混ぜ、弱火で5分ほど煮る。

3 味をみて、たりなければ塩適宜で味をととのえ、器に盛る。
（**1人分137kcal、塩分1.1g**）

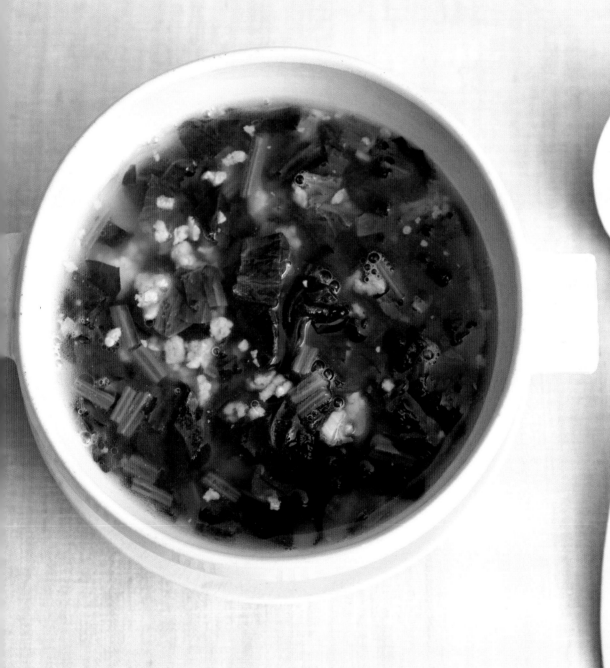

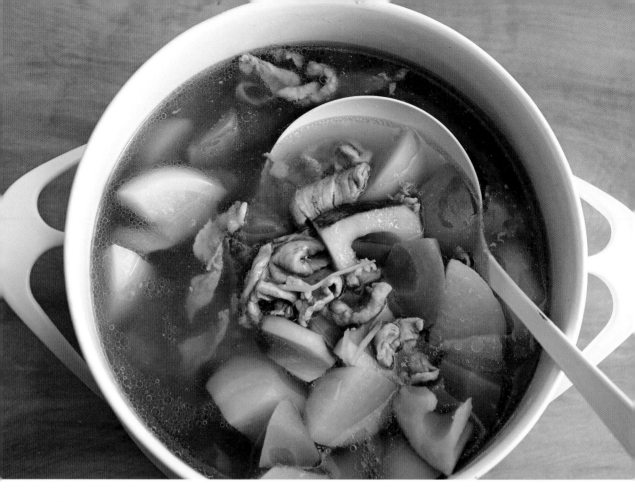

根菜たっぷり豚汁

<u>豚肉</u>、<u>にんじん</u>、<u>れんこん</u>と、血を補う食材がたくさん入った豚汁。
体を温める<u>かぶ</u>、冷えの特効薬の<u>しょうが</u>も加えて、ポカポカパワー全開！
皮には栄養がたっぷり含まれているので、どれもむかずに使います。

材料(作りやすい分量)

豚こま切れ肉 …… 150g
かぶ …… 2個(約200g)
れんこん …… 1節(約200g)
にんじん …… 1本(約150g)
しょうがのせん切り(皮つきのもの)
　　…… ⅓かけ分
だし汁 …… 3½カップ
ごま油　塩　酒　しょうゆ

作り方

1　かぶ、れんこん、にんじんはよく洗い、皮つきのまま一口大の乱切りにする。れんこん、にんじんは5分ほど水にさらし、ざるに上げて水けをきる。

2　鍋にごま油大さじ1と、しょうがを入れて中火にかける。香りが立ったら豚肉を加えて炒め、塩少々をふる。肉の色が変わったらかぶ、れんこん、にんじんを加えて炒め、全体に油が回ったらふたをし、弱火で6〜7分蒸し焼きにする。

3　だし汁と、酒大さじ1を加えて中火にし、煮立ったら、ふたをして弱めの中火で15〜20分煮る。しょうゆ小さじ2〜大さじ1を加えて調味し、器に盛る。
（¼量で177kcal、塩分0.8g）

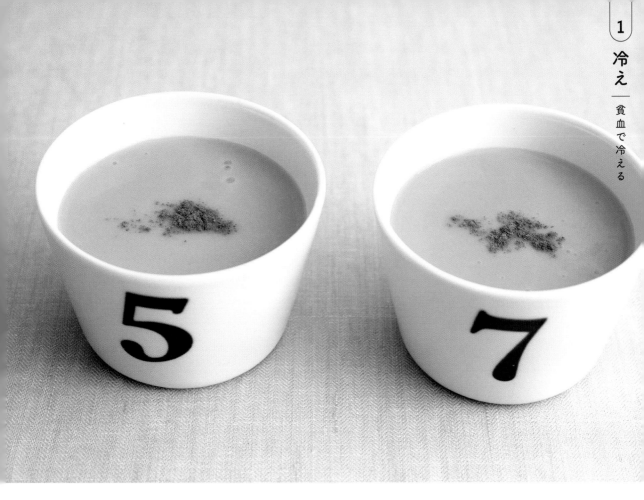

にんじんのポタージュ

血を補う働きのある にんじん を、まるごと一本使ったポタージュ。
米といっしょに煮て、濃厚なとろみをつけるのがポイントです。仕上げの シナモン には
末梢の血管を拡張して、手足の先まで血をめぐらせ、体を温める効果が。

材料(2人分)

にんじん(小)……1本(約120g)
玉ねぎ……½個
米……大さじ1
牛乳……大さじ4
洋風スープの素(顆粒)……小さじ1強
シナモンパウダー……適宜
オリーブオイル　バター　塩

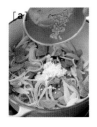
[a]

作り方

1　玉ねぎは縦に薄切りにする。にんじんは皮をむき、太ければ縦半分に切ってから、横に薄切りにする。5〜10分水にさらし、ざるに上げて水けをきる。米は洗い、たっぷりの水につけておく。

2　鍋にオリーブオイル、バター各小さじ1を中火で熱し、玉ねぎを加えて炒める。全体に油が回ったらふたをし、弱火で3分ほど蒸し焼きにする。にんじんを加えて炒め合わせ、油がなじんだら再びふたをして、3分ほど蒸し焼きにする。

3　米を水けをきって加え【a】、水1¼カップ、塩少々と、洋風スープの素を加えて中火にする。煮立ったらふたをし、米が柔らかくなるまで、弱めの中火で20分ほど煮る。火を止め、粗熱を取る。

4　3をミキサーに入れてなめらかになるまで1分ほど撹拌する。鍋に戻し入れて牛乳を加え、中火にかけて混ぜながら温める。煮立つ直前に火を止めて器に盛り、シナモンパウダーをふる。
(1人分120kcal、塩分1.2g)

CHAPTER 2

疲れ

過労・ストレス・
飲食の不摂生で疲れる

症状

☐ 疲労、倦怠感がある

☐ 胃が張って満腹に感じる

☐ 体が重く、だるい

☐ 手足、顔、目にむくみがある

☐ 口の中が粘って、さっぱりしない

原因と対策

過労やストレス、飲食の不摂生が原因で、消化機能が弱まり、結果的に気が不足して疲れに。また代謝も落ちるので、体に余分な水分がたまって重だるさを感じることがある。気を補う食材、消化機能を促進する食材、余分な水分を取り除く食材などを取り入れるとよい。

おすすめ食材

ブロッコリー	じゃがいも	とうもろこし	枝豆
カリフラワー	玉ねぎ	とうがん	そら豆
山いも	白菜	はと麦	あずき

抜群の利尿作用があるとうもろこしは、むくみや体のだるさの改善に◎。不足した気を補うので、元気がないときにとりたい。

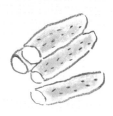

山いもには消化を促進する働きがある。生薬の「山薬」としても使われ、精力がなく疲れやすい、集中力がないといった症状に効果的。

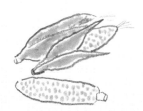

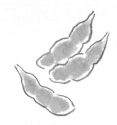

枝豆は消化吸収機能を高め、体の余分な水分を取り除く働きがあり、このタイプの疲れに向く。気を補う作用もあり。

現代病ともいえる慢性的なプチ不調のひとつが「疲れ」。その原因は主に、元気の素である「気」の不足です。大きくは、「働きすぎや、過度の思い悩み、食生活の乱れなどによって消化機能が衰え、食べ物からエネルギーを吸収できない場合」によるもの、もうひとつは「体質や病気などが原因で体自体が弱り、気がたりなくなっている場合」によるものが考えられます。原因に合ったアプローチで、元気を取り戻して！

病気・体質で疲れやすい

症状

- ☐ 疲労、倦怠感がある
- ☐ 顔色が青白いか土気色
- ☐ 唇の色が薄い
- ☐ めまい、動悸がある
- ☐ 月経量が少ない

原因と対策

先天的な体質のほか、病気や産後など、体が弱っているときに、気と血が不足するのが原因。気を補う食材、血を補う食材を組み合わせて使うとよい。

おすすめ食材

牛肉	かぼちゃ	にんじん	きくらげ
鶏肉	ブロッコリー	しいたけ	米
えび	山いも	栗	もち米

ブロッコリーには、弱った体の機能や働きを回復させる効果があり、虚弱体質の人、疲れが取れにくい人におすすめの食材。

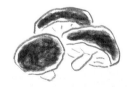

気を補う働きのあるしいたけは、疲れているときにぴったり。干ししいたけにも同様の作用があるうえ、干すことで栄養とうまみがさらに高まる。

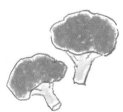

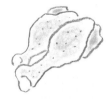

気と血を補う作用がある鶏肉。中国では産後に鶏肉のスープを食べる習慣があるほどで、弱った体を元気にしてくれる。

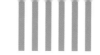

過労・ストレス・飲食の不摂生で疲れる

消化機能を高めて体のだるさを克服

ブロッコリーと白菜のさっぱりスープ

ブロッコリーと白菜は、飲食の不摂生が続く人に特におすすめの食材。
ブロッコリーは胃腸の働きを、白菜は消化器系の働きをともに高めてくれます。
だるさに効果的なはと麦を加え、ほどよい酸味で体をすっきりと。

材料(2人分)
白菜の葉(小)……2枚(約170g)
ブロッコリー ……¼株(約60g)
エリンギ……1本(約65g)
はと麦(ゆでたもの。P57参照)……30g
鶏ガラスープの素(顆粒)……大さじ1弱
ごま油　酢　塩

作り方

1　白菜は葉としんに切り分け、葉は食べやすく切り、しんは一口大のそぎ切りにする。ブロッコリーは小房に分ける。エリンギは長さを半分に切り、縦に2〜4等分に切る。

2　フライパンにごま油大さじ1を中火で熱し、白菜、ブロッコリー、エリンギを加えて炒める。水350mℓと、鶏ガラスープの素、はと麦を加え、煮立ったら弱めの中火で10分ほど煮る。

3　酢大さじ½、塩少々を加えて調味し、器に盛る。
　（1人分129kcal、塩分1.3g）

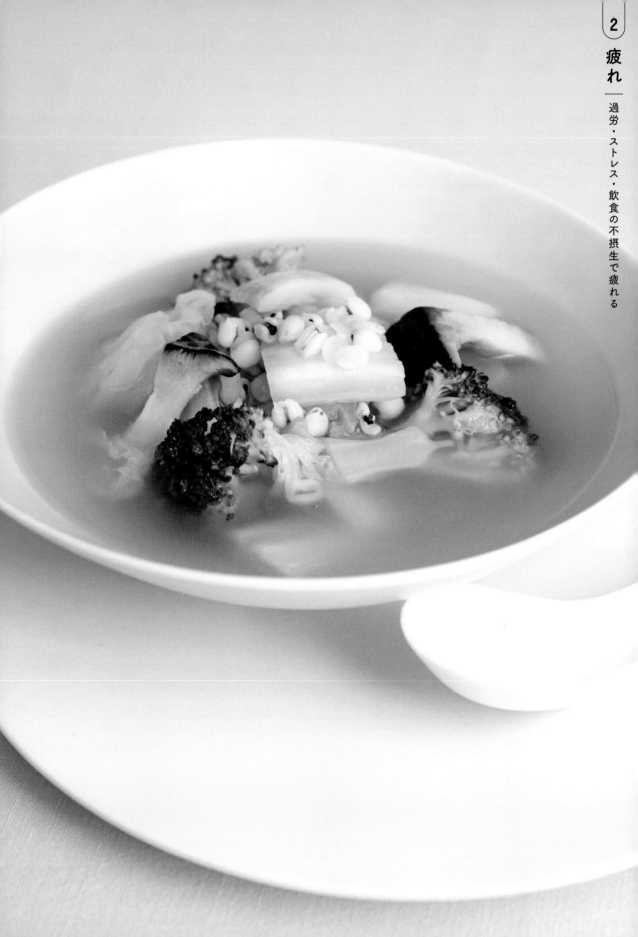

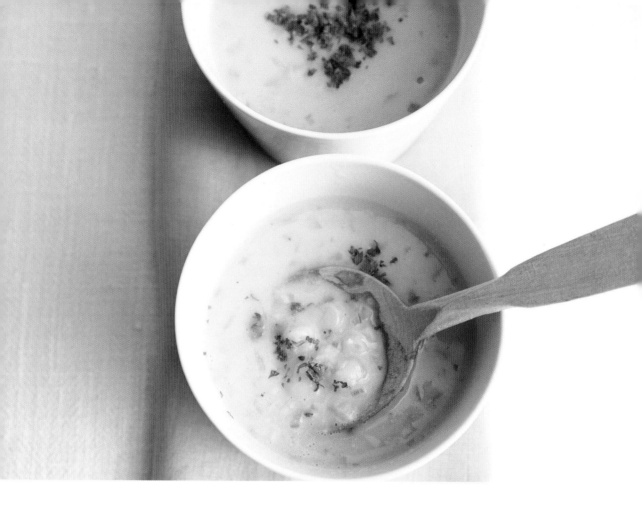

つぶつぶコーンスープ

クリーミー＆つぶつぶで、<u>とうもろこし</u>のおいしさが詰まった一品。
とうもろこしは利尿作用が高く、むくみやだるさの解消に効果的です。
コーン缶、冷凍のコーンを使って、手軽に作れるのが◎。

材料(2人分)

ホールコーン(冷凍)……60g
クリームコーン缶詰(190g入り)……1缶
玉ねぎのみじん切り……¼個分
パセリのみじん切り……適宜
牛乳……¼カップ
洋風スープの素(顆粒)……小さじ1
バター

作り方

1 鍋にバター小さじ2を中火で熱し、玉ねぎと、
ホールコーンを凍ったまま加えて炒める。全体
にバターがなじんだら水1カップと、洋風スープ
の素を加え、煮立ったら弱めの中火で5分ほど
煮る。

2 アクがあれば取り除き、クリームコーンを加え
て中火にし、再び煮立ったら弱めの中火で2〜
3分煮る。牛乳を加えて温め、煮立つ直前に火
を止める。器に盛り、パセリを散らす。
(1人分169kcal、塩分1.4g)

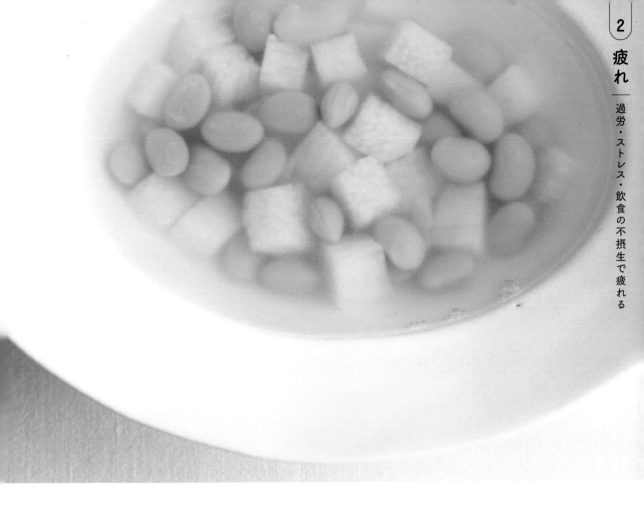

長いもと枝豆のスープ

塩味でシンプルに仕上げたスープが、やさしい味わい。
体内の余分な水分を排出する働きを持つ枝豆と、
消化吸収を促し、滋養強壮効果のある長いもで、だるさを取り払って。

材料(2人分)

長いも …… 4cm(約100g)
枝豆(冷凍・さやつき)…… 100g
だし汁 …… 1½カップ
塩

作り方

1 枝豆はさやつきのまま水に3〜4分つけて解凍し、さやから取り出す。長いもは皮をむき、1cm角に切る。

2 鍋にだし汁を入れて中火にかけ、煮立ったら塩ひとつまみと、枝豆、長いもを加え、弱めの中火で6〜8分煮る。長いもが柔らかくなったら味をみて、塩適宜で味をととのえる。
(1人分76kcal、塩分0.2g)

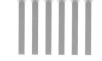

病気・体質で疲れやすい

気と血の両方を補って体力をアップ

牛肉とブロッコリーの具だくさんスープ

肉のうまみ、野菜の味わいが口いっぱいに広がる、具だくさんのスープです。
効果的な食材は、気を補う作用のある**牛肉**、**じゃがいも**と、
虚弱体質の改善に有効な**ブロッコリー**。しっかりと食べて、元気をチャージ！

材料(2人分)
牛切り落とし肉……100g
ブロッコリー……¼株(約60g)
じゃがいも(大)……1個(約140g)
玉ねぎ……½個
洋風スープの素(顆粒)……小さじ2
白ワイン(なければ酒)……大さじ1
オリーブオイル　塩

作り方

1　ブロッコリーは小房に分ける。玉ねぎは幅2cmのくし形に切り、長さを半分に切る。じゃがいもは皮をむき、2cm角に切る。

2　鍋にオリーブオイル大さじ1を中火で熱し、牛肉を入れて炒める。塩小さじ¼をふってさらに炒め、肉の色が変わったら、玉ねぎ、じゃがいもを加えて炒め合わせる。全体に油が回ったらふたをし、弱火で3分ほど蒸し焼きにする。

3　白ワインをふり、水2½カップと、洋風スープの素を加えて中火にし、煮立ったら弱火で10分ほど煮る。ブロッコリーを加え、さらに2分ほど煮て、塩適宜で味をととのえる。
（1人分272kcal、塩分2.2g）

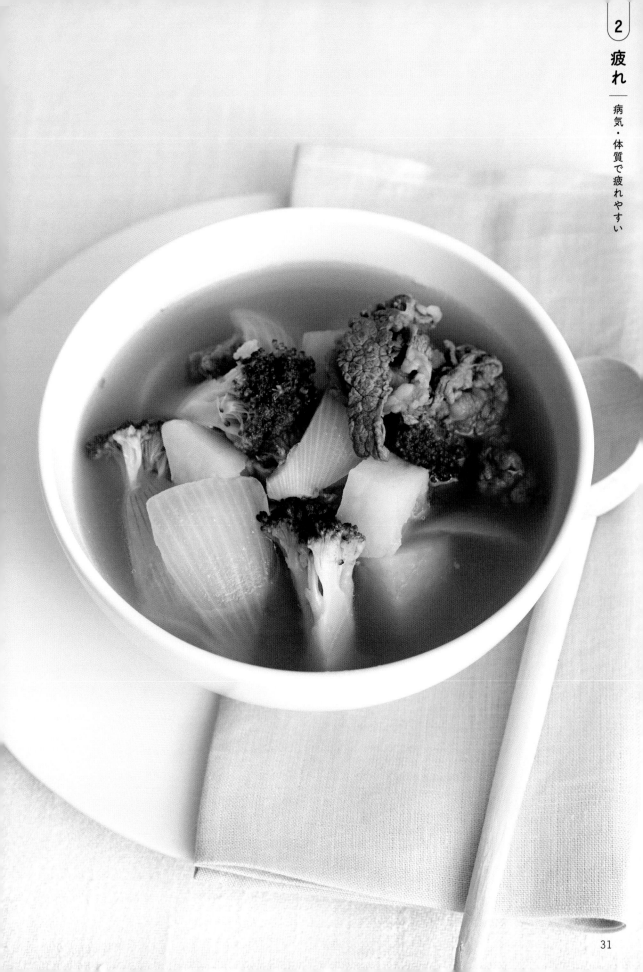

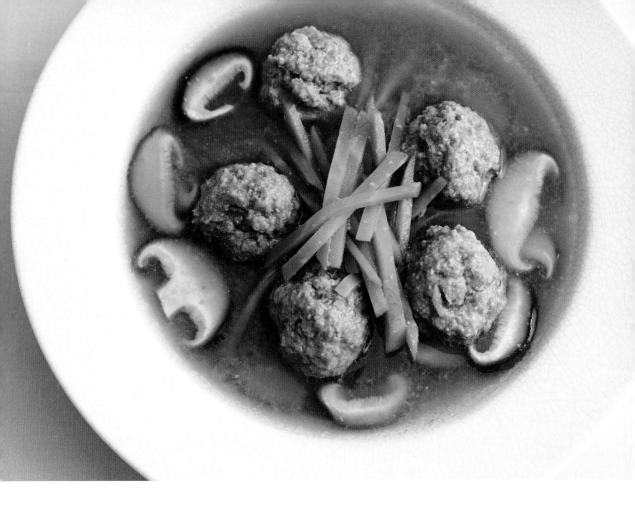

肉だんごとしいたけの和風スープ

肉だんごには、気と血を補い、体力回復に有効な**牛肉**と**豚肉**の合いびきを使います。
具にはさらに、気を補う**しいたけ**、血を補う**にんじん**を加えて。
みその風味をほんのりきかせ、やさしい味の具だくさんスープに。

材料（2人分）

肉だんご

- 合いびき肉 …… 150g
- 玉ねぎのすりおろし …… 大さじ1
- 片栗粉 …… 大さじ1
- 塩 …… 小さじ⅓

にんじん …… ½本（約75g）
生しいたけ …… 2個
だし汁 …… 2½カップ
酒　みそ

作り方

1　にんじんは皮をむいて長さ4cmの細切りにする。しいたけは軸を切って薄切りにする。ボールにひき肉と塩を入れてよく混ぜ、残りの肉だんごの材料を加えて充分に練り混ぜる。10等分にし、円形に丸める。

2　鍋にだし汁を入れて中火にかけ、煮立ったらにんじん、しいたけを加える。再び煮立ったら肉だんごを入れ【a】、ひと煮立ちしたらアクを取る。酒大さじ1を入れてふたをし、肉だんごに火が通るまで弱めの中火で15分ほど煮る。

3　みそ大さじ1を溶き入れ、ひと煮して器に盛る。
（1人分230kcal、塩分2.1g）

[a]

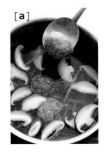

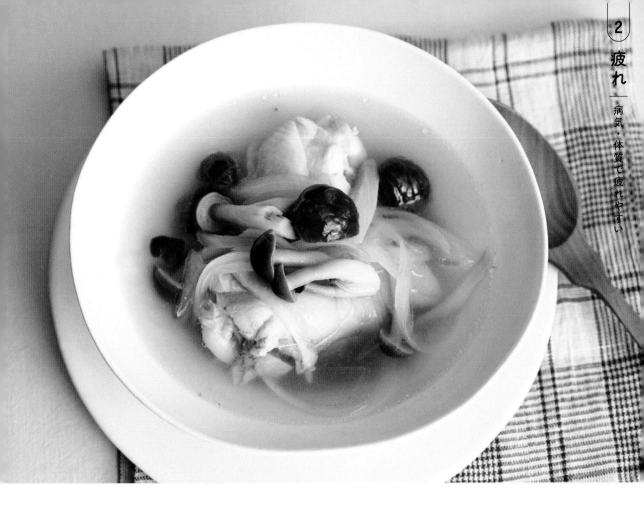

手羽元と甘栗の中華スープ

鶏手羽元のうまみが溶け出したスープが絶品！
有効食材は、気を補う働きのある鶏肉＆栗。特に栗は老化を防ぐともいわれ、
気力を増し、血のめぐりをよくする効果が期待できます。

材料(2人分)

鶏手羽元……4本(約200g)
甘栗(皮をむいたもの)……35g
しめじ……½パック(約50g)
玉ねぎ……½個
鶏ガラスープの素(顆粒)……大さじ1
塩　酒

作り方

1　手羽元は塩小さじ¼をふり、10分ほどおいて臭みを抜く。玉ねぎは縦に薄切りにする。しめじは石づきを切ってほぐす。甘栗は縦半分に切る。塩をした手羽元をざるに入れ、熱湯を回しかける。

2　鍋に水2カップ、酒大さじ1と、鶏ガラスープの素、玉ねぎ、しめじ、甘栗を入れて中火にかける。煮立ったら弱火にして手羽元を加え、20分ほど煮る。

3　味をみて、塩適宜で味をととのえ、器に盛る。
（1人分133kcal、塩分1.6g）

CHAPTER 3

便秘

[暴飲暴食による便秘]

症状

- ☐ 便が乾燥して堅くなっている
- ☐ 数日間便が出ず、
  おなかや胃の周辺が張って苦しい
- ☐ 体が熱っぽい
- ☐ のどが渇く

原因と対策

味の濃いものや、辛いものなどの食べすぎ、飲みすぎが原因。これにより胃腸に熱が生じ、腸の水分が不足して、便が乾燥してしまう。腸の熱を取り、便を柔らかくする作用のあるものを取り入れて。

おすすめ食材

トマト	ほうれん草	セロリ	アボカド
きゅうり	レタス	緑豆春雨	バナナ
なす	ごぼう	わかめ	すいか

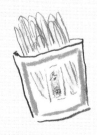

春雨の原料は、緑豆という豆。寒涼性で、体の熱をさます働きがある。緑豆ではない春雨も市販されているが、働きが違うので買うときには注意を。

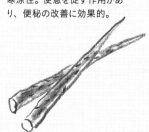

「根菜は体を温める」という印象が強いが、じつはごぼうは寒涼性。便意を促す作用があり、便秘の改善に効果的。

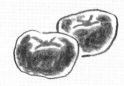

トマトには体の余分な熱を取り、失われた水分を補う働きがある。このタイプの便秘にはおすすめの食材。

ヨーグルト、バナナ、海草類……。便秘に効くからと思って、特定の食材ばかり、やみくもに食べていませんか？　じつは便秘にもさまざまな原因があり、それによって効果的な対処法、食材もさまざま。たとえばバナナが効果的な場合もあれば、逆に症状を悪化させてしまう場合もあるのです。自分の症状に合った対処法をしっかりと見極めて、おなかも気分もきれいすっきり、といきましょう！

［ 冷えによる便秘 ］

症状

- ☐ 寒がり
- ☐ 手足が冷たい
- ☐ 尿の量が多く、色は透明

原因と対策

体を温めるエネルギーが不足していたり、冷たいもののとりすぎなどで下腹部が冷えると、胃腸の動きが低下して排出困難な状態に。体を温め、腸の働きを高める温熱性の高い食材を選ぶとよい。バナナは体を冷やすのでNG。

おすすめ食材

えび	ねぎ
かぼちゃ	マッシュルーム
にんじん	パセリ
にら	白ごま

かぼちゃは温熱性。食物繊維が豊富で、便秘の解消によい。

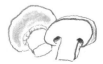

マッシュルームは小粒ながら、胃腸をすこやかに保つ働きがある。

［ ストレスによる便秘 ］

症状

- ☐ 下腹が張る
- ☐ ガスやゲップがよく出る
- ☐ ひどくなるとおなかが張って痛む

原因と対策

イライラや心配ごと、環境の変化などで気の流れが悪くなり、特に胃腸の動きが鈍るのが原因。気の流れを促進させる食材を積極的に取り入れるのが◎。

おすすめ食材

大根	三つ葉
玉ねぎ	青じその葉
ピーマン	レモンの皮
春菊	ゆずの皮

香りのよいかんきつ類は、ストレスや不安を鎮めるのに効果的。

大根には気のめぐりをよくする働きがある。消化機能を高める効果も。

暴飲暴食による便秘

体にこもった熱を取って排便をスムーズに

レタスと春雨のスープ

レタスと緑豆春雨には腸にこもった熱を取る働きがあり、
特にレタスは、便の通りをよくする作用も期待できます。
包丁で切ると変色しやすいので、必ず手でちぎってスープに加えます。

材料(2人分)
レタスの葉……2枚(約50g)
緑豆春雨……30g
鶏ガラスープの素(顆粒)……小さじ2強
塩

作り方

1 春雨は袋の表示どおりにもどし、水けをきって食べやすい長さに
切る。レタスは食べやすくちぎる。

2 鍋に水1½カップと、鶏ガラスープの素を入れて中火にかけ、煮
立ったら春雨、レタスを加えてひと煮する。味をみて、塩適宜で
味をととのえ、器に盛る。
(1人分60kcal、塩分1.0g)

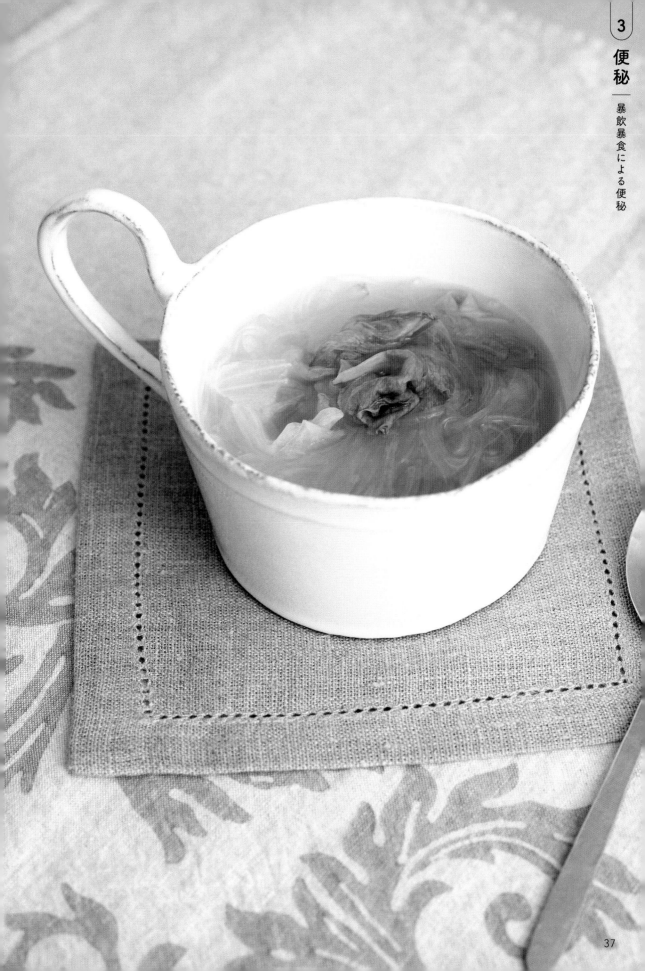

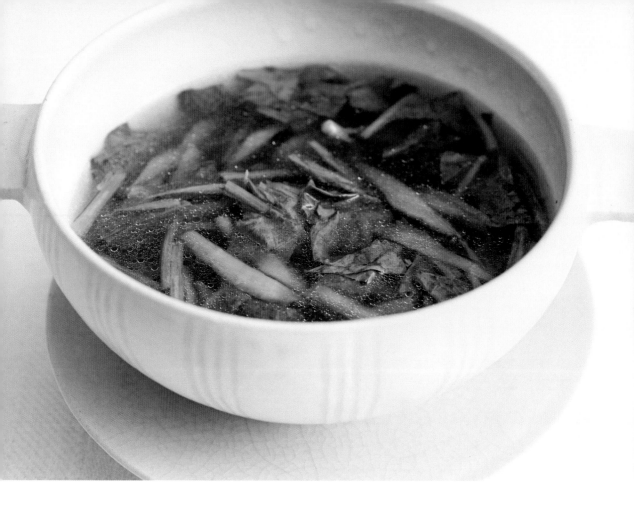

ごぼうとサラダほうれん草のスープ

有効食材は、ごぼうとほうれん草。腸にこもった熱をさまし、うるおしてくれます。
ごぼうは、皮の下に有効成分やうまみが含まれるので、皮はこそげず、たわしでこする程度に。
下ゆでいらずのサラダほうれん草を最後に加え、シャキッとした歯ごたえも楽しみます。

材料(2人分)
ごぼう ……½本(約90g)
サラダほうれん草 ……½袋(約30g)
だし汁 ……1½カップ
ごま油　しょうゆ

作り方

1　ごぼうはたわしでよくこすり洗いし、食べやすい長さにささがきにする。水に5分ほどさらしてざるに上げ、水けをきる。ほうれん草はざく切りにする。

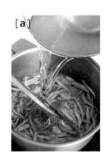
[a]

2　鍋にごま油小さじ1を中火で熱し、ごぼうを入れて3〜4分炒める。ごぼうに火が通ったらだし汁を加え【a】、煮立ったらしょうゆ小さじ1〜2を加えて調味する。ほうれん草を加えてひと煮し、器に盛る。
（1人分56kcal、塩分0.5g）

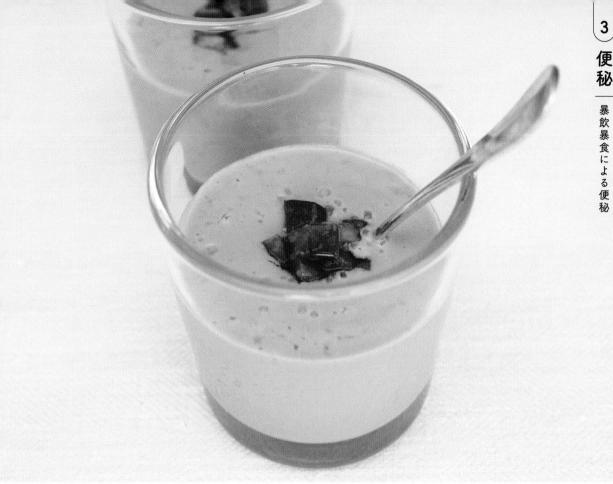

トマトとアボカドのフレッシュスープ

トマトとアボカドには体の余分な熱を取る作用があり、
かくし味に加えるはちみつには、便の通りをよくする作用があります。
牛乳とともにミキサーにかければ、とろりとした口当たりのデザート風スープに。

材料(2人分)

トマト(熟したもの)
　　……1個(約180g)
アボカド(熟したもの)……½個
レモン汁……小さじ2½
牛乳……1½カップ
はちみつ……小さじ1

作り方

1　トマトはへたを取り、飾り用に少量を5mm角に切って、残りはざく切りにする。アボカドは種を除いて皮をむき、4等分に切ってレモン汁小さじ½をふる【a】。

2　1と残りのレモン汁、牛乳、はちみつをミキサーに入れ、なめらかになるまで1分ほど撹拌する。器に盛り、飾り用のトマトをのせる。
（1人分135kcal、塩分0.1g）

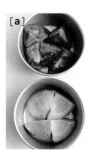
[a]

冷えによる便秘

冷えた体を温めて腸の働きを活発に

マッシュルームのポタージュ

食物繊維が豊富な**マッシュルーム**は、便秘の味方。
スープで煮る前に蒸し焼きにすることで、うまみがぎゅっと凝縮されます。
ほんのり広がるバターの風味が、味のアクセントに。

材料(2人分)

マッシュルーム …… 6個
じゃがいも …… ½個(約60g)
玉ねぎ …… ½個
牛乳 …… 75mℓ
洋風スープの素(顆粒)…… 小さじ1
ローリエ …… 1枚
オリーブオイル　バター　塩

作り方

1　マッシュルームは石づきを切り、薄切りにする。玉ねぎは縦に薄切りにする。じゃがいもは皮をむき、縦4等分に切ってから、横に薄切りにする。

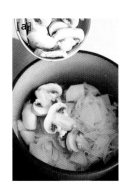

2　厚手の鍋にオリーブオイル、バター各大さじ½と、玉ねぎを入れ、中火にかけて炒める。バターが溶けて全体になじんだら、ふたをして弱火で4分ほど蒸し焼きにする。玉ねぎがしんなりとしたらじゃがいもを加えて炒め合わせ、ふたをして3分ほど火を通す。じゃがいもが透き通ってきたらマッシュルームを加えて炒め合わせ【a】、再びふたをして3分ほど蒸し焼きにする。

3　飾り用にマッシュルームを少量取り分け、鍋に水1カップ、塩小さじ¼と、洋風スープの素、ローリエを加えて中火にする。煮立ったら弱火にし、じゃがいもが柔らかくなるまで15〜20分煮る。火を止めて、そのまま粗熱を取る。

4　3をローリエを除いてミキサーに入れ、なめらかになるまで1分ほど撹拌し、鍋に戻し入れる。牛乳を加えて中火にかけ、混ぜながら温める。味をみてたりなければ、塩適宜を加え、煮立つ直前に火を止める。器に盛り、飾り用のマッシュルームをのせる。
（1人分125kcal、塩分1.5g）

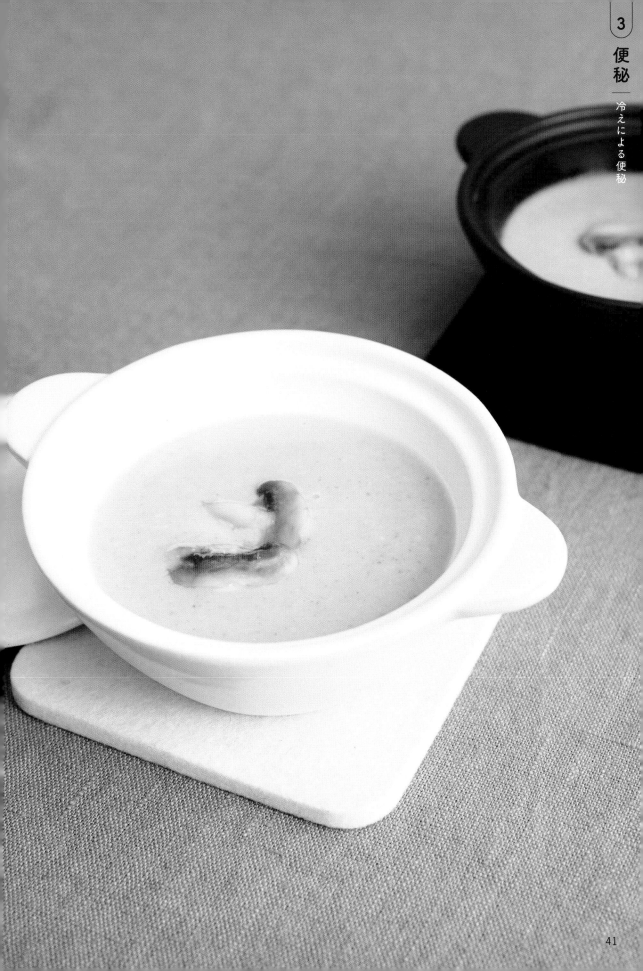

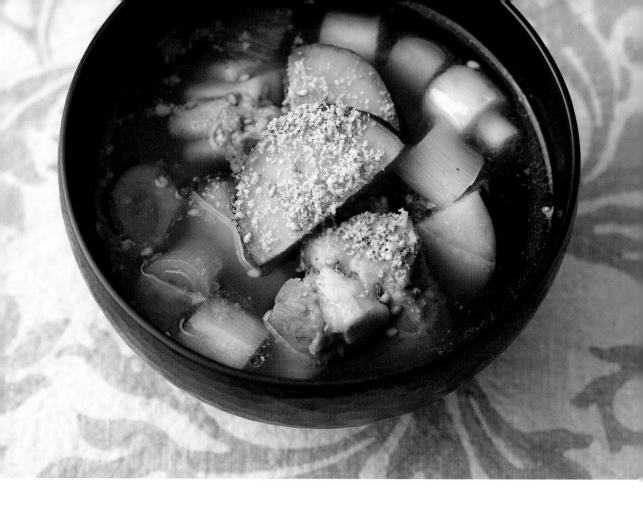

鶏肉とさつまいものごまスープ

野菜の甘みと、ごまの香りが食欲を刺激する、滋味深いスープ。
体を温める鶏肉とねぎ、胃腸を丈夫にするさつまいも、便のすべりをよくするごまと、
有効食材がたっぷり入っています。ゴロッと大きめの具で、食べごたえ充分。

材料(2人分)

鶏もも肉……½枚(約130g)
さつまいも……½本(約150g)
ねぎ……1本(約100g)
だし汁……2カップ
白すりごま……小さじ2
サラダ油　塩　酒　しょうゆ

作り方

1　さつまいもは幅1cmに切り、大きければ2つ～4つに切る。ねぎは幅1cmに切る。鶏肉は余分な脂肪を取り除き、一口大に切る。

2　フライパンにサラダ油大さじ½を中火で熱し、鶏肉を皮目を下にして並べ入れる。塩少々をふり、皮に焼き色がついたら裏返し、さつまいも、ねぎを加えて炒め合わせる。ねぎにかるく焼き色がつくまで、弱めの中火で8～10分炒める。

3　だし汁と、酒大さじ1を加え、煮立ったらアクを取って、弱めの中火で15～20分煮る。さつまいもに火が通ったら、しょうゆ小さじ1で調味し、器に盛って白すりごまをふる。
（1人分296kcal、塩分1.2g）

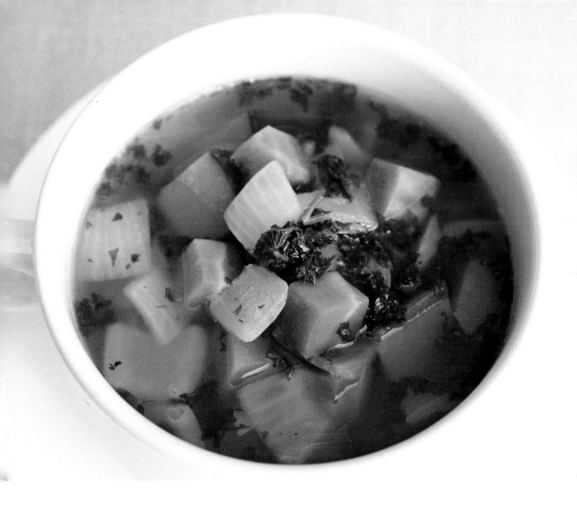

かぼちゃとにんじんのパセリスープ

体の温め効果抜群の**パセリ**を、主役級にたっぷりと使います。
炒めることで独特のくせが抜け、おいしいうまみの素に。
消化機能を高める<u>にんじん</u>、体を温める<u>かぼちゃ</u>、<u>玉ねぎ</u>を具に、やさしい味に仕上げます。

材料(2人分)

かぼちゃ …… 1/10個(約90g)

にんじん …… 1/3本(約50g)

玉ねぎ …… 1/2個

パセリのみじん切り …… 約1カップ(約25g)

洋風スープの素(顆粒)…… 大さじ1

オリーブオイル　塩

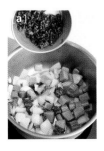

作り方

1 かぼちゃは種とわたを取り、にんじんは皮をむいて、ともに1.5cm角に切る。玉ねぎは1.5cm四方に切る。

2 鍋にオリーブオイル大さじ1を中火で熱し、かぼちゃ、にんじん、玉ねぎを入れて炒める。全体に油が回ったらふたをし、弱火で5分ほど蒸し焼きにする。

3 パセリを加えて炒め【a】、全体になじんだら水450㎖、塩小さじ1/4と、洋風スープの素を加える。煮立ったら、弱めの中火で15分ほど煮る。味をみて、塩適宜で味をととのえ、器に盛る。
（1人分119kcal、塩分2.3g）

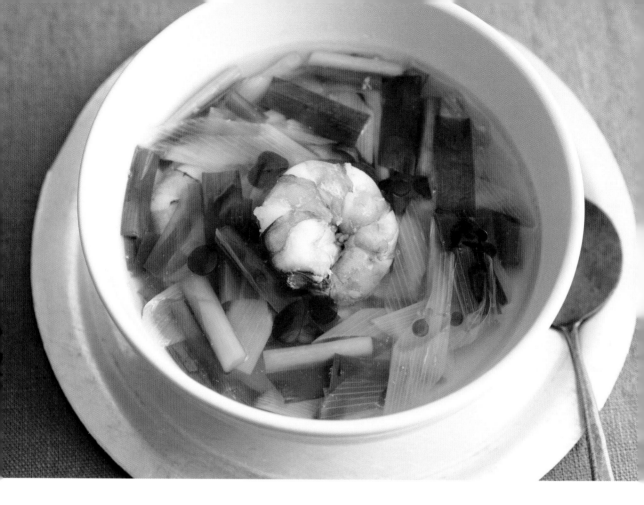

えびとにらのピリ辛スープ

有効食材は、えび、にら、ねぎ。
温め効果があるのはもちろん、うまみと香味のバランスがとれた組み合わせです。
仕上げのラー油で香りをプラスしながら、ポカポカ効果をさらにアップして。

材料(2人分)

えび(殻つき)……10尾(約200g)
にら……½束(約50g)
ねぎ……1本(約100g)
鶏ガラスープの素(顆粒)……大さじ1
酒 塩 ラー油

作り方

1 にらは長さ3cmに切る。ねぎは斜め薄切りにする。えびは殻をむき、あれば背わたを竹串で取る。

2 鍋に水2カップと、鶏ガラスープの素、ねぎを入れて中火にかける。煮立ったらえびと、酒大さじ1を加え、再び煮立ったら5分ほど煮る。

3 にらを加えて1分ほど煮る。味をみて、たりなければ塩適宜で味をととのえ、器に盛ってラー油適宜をたらす。
(1人分112kcal、塩分1.7g)

リラックスかんきつドリンク

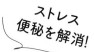
ストレス
便秘を解消!

過度のストレスで気の流れが悪くなるのも、便秘の原因になります。そんなときには、気の流れをよくする、かんきつ系ドリンクを作りましょう。作っておけば、いつでも安心。ほっとひと息、気分もおなかもすっきりと。

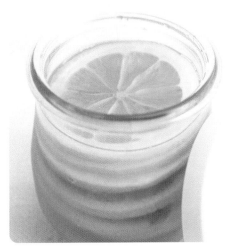

フレッシュなレモンの香りに癒やされます。

レモンのはちみつ漬け

材料(作りやすい分量)**と作り方**
レモン(国産) 2個は皮をよく洗い、水けを拭いて薄い輪切りにする。保存容器に入れ、はちみつ150gを加えて漬ける。室温で一晩以上おけば食べごろ。冷蔵庫で3週間ほど保存可能。
(1/10量で57kcal)

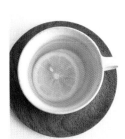

お湯で割って
お湯で割ると、湯気とともにレモンの香りが立ち上り、リラックス効果抜群。湯1カップに、レモン2枚程度、シロップ大さじ1〜2が目安。

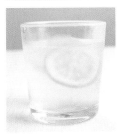

炭酸水で割って
リフレッシュしたいなら、清涼感の強い炭酸水で割るのがおすすめ。炭酸水1カップに、レモン2枚程度、シロップ大さじ1〜2が目安。

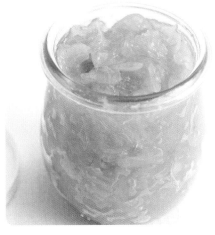

旬の時期に、まとめて作っておきたい一品。

ゆずのシロップ煮

材料(作りやすい分量)**と作り方**
1 ゆず3個(約300g)は横半分に切り、果汁を絞る。種はとっておき、水1/4カップにつける。

2 皮の白い部分を手ではがし、細かく刻んでボールに入れ、砂糖60g、1の果汁を加えて混ぜる。黄色い皮はせん切りにして鍋に入れ、たっぷりの水を注いで中火にかける。沸騰したら2〜3分ゆでてざるに上げ、水にさらして2時間ほどおく。

3 皮の水けを絞って鍋に入れ、2の白い部分、種をつけておいた水を加え、中火にかける。煮立ったら弱火で10分ほど煮て、はちみつ150gを加え、さらに20分ほど煮る。粗熱を取って保存容器に移し、冷蔵庫へ。1カ月ほど保存可能。
(1/10量で80kcal)

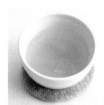

お湯で割って
煮つめたゆずの香りにほっとします。湯1カップに、シロップ煮大さじ1〜2が目安に。また、のどをうるおしたいときは、シロップ煮大さじ1〜2を冷水1カップで割っても。

CHAPTER 4

肌荒れ

[乾燥しがち]

症状

- ☐ 肌や唇がカサカサ乾いている
- ☐ 便秘がちで、便は乾燥している
- ☐ 体が熱を持つと、小さなニキビが出ることもある

原因と対策

体の水分が不足し、肌をうるおせないのが原因。乾燥する季節や、冬に暖房を使いすぎるとなりやすい。体の水分を補い、うるおすような食材をとるとよい。

おすすめ食材

豚肉の赤身	白きくらげ
チーズ	ごま
牛乳	はちみつ
梨	

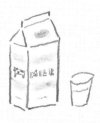

牛乳は体に不足した「水」を補う効果があり、特に肌にうるおいを与える。ヨーグルトやチーズなどの加工品にも、同様の効果が期待できる。

[べたつき・ニキビで脂っぽい]

症状

- ☐ 顔が脂っぽく、赤ら顔
- ☐ 湿疹や赤いニキビができやすい
- ☐ 太っている

原因と対策

甘いもの、脂っぽいもの、酒が好きな人がなりやすい。体に余分な水分や熱がたまり、気、血の流れと、代謝をはばむのが原因。余分な水分を排出する働きのもの、寒涼性で適度に体を冷やす食材が◎。

おすすめ食材

きゅうり	はと麦
セロリ	あずき
とうがん	緑豆
とうもろこし	

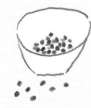

利尿作用が高いあずきは、むくみの解消に有効。また、ニキビなどの化膿を抑える働きもある。甘く煮ないで食し、ゆで汁は飲料にするとよい。

はり、つや、うるおいがあり、なめらかで血色がよい肌は、女性ならだれもがあこがれるもの。
こうした美しい肌は、血液循環や、体内の水分バランス、内臓の調子がいい証拠です。
肌は、健康状態を映し出す鏡。つまり、逆にいえば、肌のプチ不調を感じている人は、
体のどこかのバランスが悪くなっているといえます。今の肌の状態から、
自分の体に必要なものを見極めて取り入れ、健康美肌をめざしましょう！

［ ストレスでくすむ ］

症 状

□ 肌に透明感がなく、シミ、ソバカス、
　目の下のくまができやすい

□ 胸苦しさがあり、食欲不振でゲップが出る

□ 不眠、月経不順、月経痛がある

原因と対策

ストレスや感情の乱れによって気の調節機能
が低下し、流れが滞ることが原因。気の流れ
をよくする食材を選び、興奮作用のあるもの
（唐辛子、こしょうなど）は控える。

おすすめ食材

大根	パセリ
ほうれん草	みょうが
玉ねぎ	香りのよいもの（かんきつ類の皮など）
セロリ	

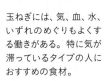
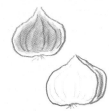

玉ねぎには、気、血、水、
いずれのめぐりもよくす
る働きがある。特に気が
滞っているタイプの人に
おすすめの食材。

［ 貧血ぎみでつやがない ］

症 状

□ 貧血ぎみで顔色が悪い

□ ニキビよりはアトピーのような
　肌になりやすい

□ 髪の毛のつやがなく、
　枝毛があってパサつく

原因と対策

もともとの体質や、不規則な生活、過労などに
より、気、血が不足するのが原因。気、血を補
う作用のある食材を積極的に取り入れて。

おすすめ食材

牛肉	にんじん
鶏肉	山いも
かき	しいたけ
ほうれん草	きくらげ

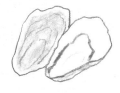

かきは気、血を補い、肌
つやをよくする効果があ
る。また滋養強壮作用
にすぐれ、疲れていると
きにも効果を発揮する。

乾燥しがち

体内の水分不足を補ってみずみずしい肌に

手羽先とれんこんの ミルクスープ

肌のうるおいを保つ働きがあるコラーゲンは、ビタミンCととると
より効果を発揮するといわれています。コラーゲンの宝庫、手羽先と、
ビタミンCが豊富なれんこんは、まさに相性抜群!
乾燥肌の改善に有効な牛乳で、まろやかな味わいに。

材料(2人分)
鶏手羽先 …… 4本
れんこん(小) …… 1節(約180g)
玉ねぎ …… ½個
牛乳 …… 1カップ
洋風スープの素(顆粒) …… 小さじ1
塩　バター

作り方

1　れんこんは皮をむき、一口大の乱切りにする。玉ねぎは縦に薄
切りにする。手羽先は関節から2つに切り【a】、塩小さじ½を
すり込む。

2　厚手の鍋にバター小さじ1½と、玉ねぎを入れて中火にかける。
バターをからめるように炒め、全体になじんだらふたをし、弱火
で3分ほど蒸し焼きにする。手羽先はざるに入れ、熱湯を回しか
ける。

3　鍋に水250mlと、洋風スープの素、れんこん、手羽先を加えて
中火にし、煮立ったらふたをして、弱火で25分ほど煮る。牛乳を
加えて温め、味をみてたりなければ、塩適宜で味をととのえる。
煮立つ直前に火を止め、器に盛る。
（1人分235kcal、塩分1.6g）

[a]
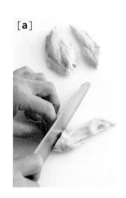

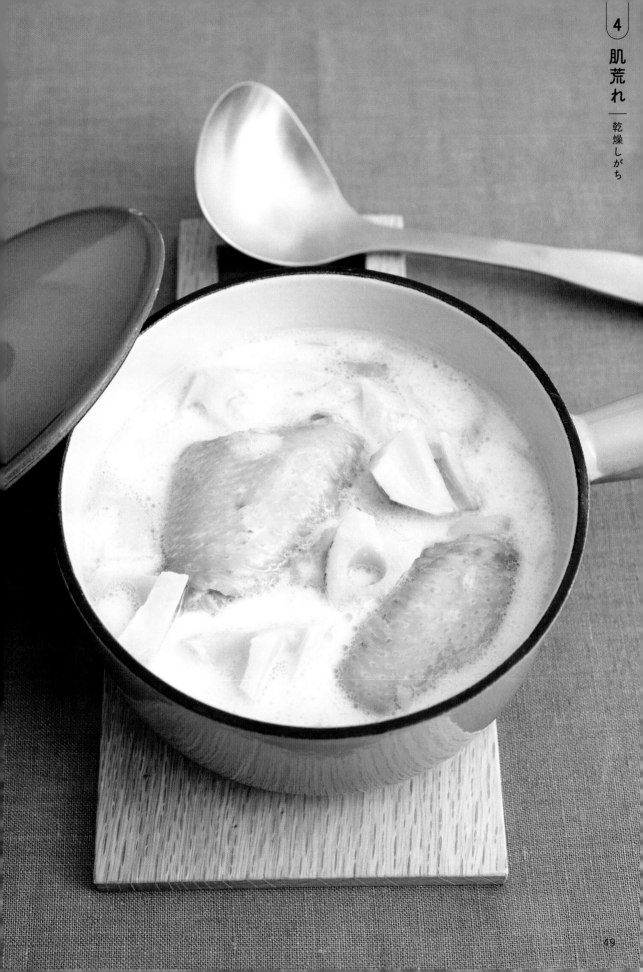

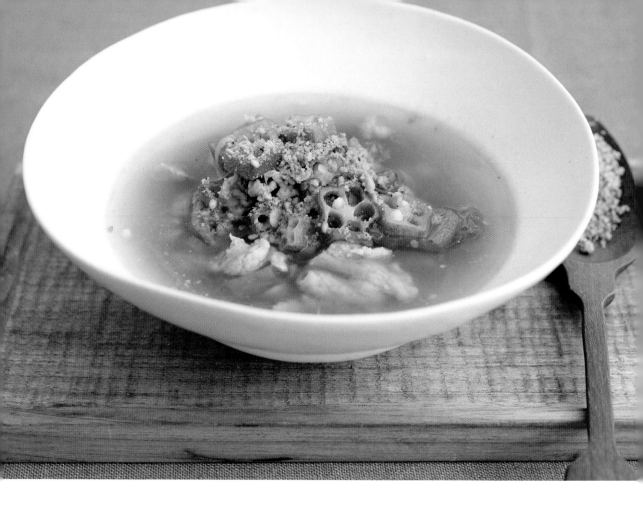

豚肉とオクラのごまスープ

体のうるおいを補う作用のある豚肉、オクラ、ごまを使った美肌スープ。
オクラの粘りがとろみを生み、有効成分が体にじんわりとしみ入るよう。
オクラが太くて堅い場合は、豚肉といっしょに炒めると食べやすくなります。

材料(2人分)

豚こま切れ肉 …… 100g
オクラ …… 6本
白すりごま …… 適宜
鶏ガラスープの素(顆粒) …… 小さじ2
塩　ごま油　酒　しょうゆ

作り方

1 オクラはへたを切り、がくのまわりを薄くむく。塩少々をまぶし、まな板の上でころがしてうぶ毛を取る(板ずり)。塩を洗い流して水けを拭き、幅3mmの小口切りにする。豚肉は塩少々をふる。

2 鍋にごま油小さじ2を中火で熱し、豚肉を入れて炒める。肉の色が変わったら、酒大さじ1をふり、水350㎖と、鶏ガラスープの素を加える。煮立ったら弱めの中火にし、15分ほど煮る。

3 オクラを加えて2分ほど煮て、しょうゆ小さじ½を加えて調味する。器に盛り、白すりごまをふる。
（1人分181kcal、塩分1.4g）

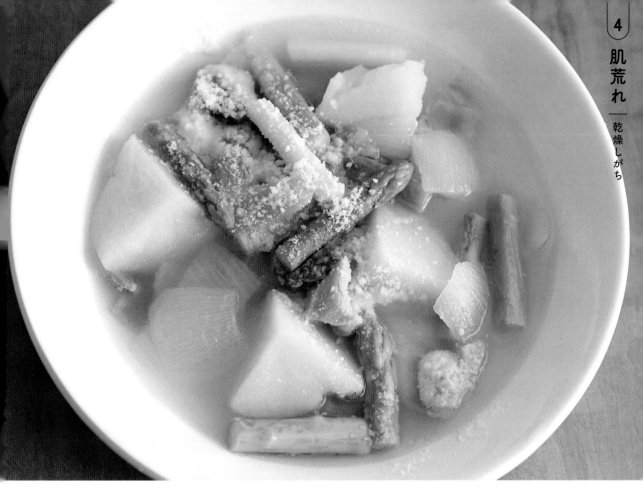

アスパラとベーコンのチーズスープ

有効食材は、**グリーンアスパラガス**、**ベーコン**、**チーズ**。
シンプルな洋風スープに、ベーコンとチーズのこくとうまみがよく合います。
大きめに切ったじゃがいもをくずして、からめながら食べるとおいしい。

材料(2人分)

ベーコン……3枚(約60g)
グリーンアスパラガス……4本(約70g)
じゃがいも……1個(約120g)
玉ねぎ……½個
粉チーズ……適宜
洋風スープの素(顆粒)……小さじ1½
オリーブオイル　塩

作り方

1 アスパラは下⅓ほどの皮をピーラーで薄くむき、長さ3cmに切る。玉ねぎは2cm四方に切る。じゃがいもは皮をむき、一口大に切る。ベーコンは幅3cmに切る。

2 鍋にオリーブオイル小さじ2を中火で熱し、ベーコン、玉ねぎ、じゃがいもを入れて炒める。全体に油が回ったらふたをし、弱火で5分ほど蒸し焼きにする。じゃがいもが透き通ってきたら水2カップと、洋風スープの素を加え、中火にする。煮立ったらふたをし、弱火で15分ほど煮る。

3 じゃがいもに火が通ったらアスパラを加え、2分ほど煮る。塩適宜で味をととのえ、器に盛って粉チーズをふる。
（**1人分253kcal、塩分1.8g**）

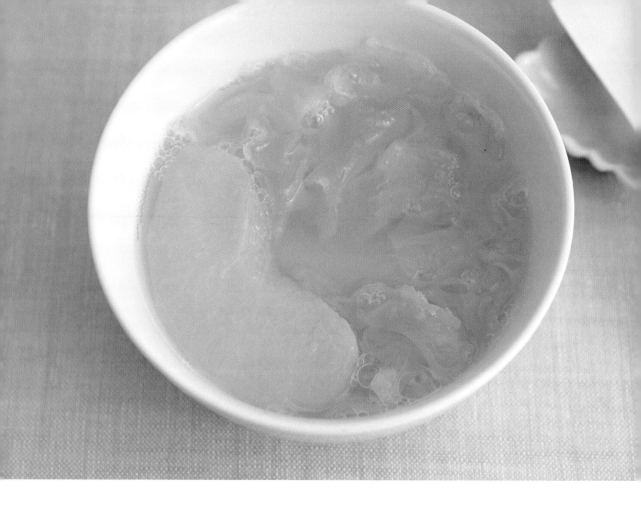

梨と白きくらげのデザートスープ

乾燥肌の改善に抜群の効果がある、梨と白きくらげを組み合わせたスープ。
甘みづけのはちみつにも、同様の効果が期待できます。
ほんのりとした甘みがやさしい味わいで、冷やして食べるのもおすすめです。

材料(2人分)

梨……1個
白きくらげ(もどしたもの。右ページ参照)
　……50g
はちみつ……大さじ2

[a]

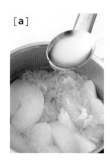

作り方

1　梨は縦8等分に切って皮をむき、しんを取る。
白きくらげは食べやすく切る。

2　鍋に水1½カップと、梨、白きくらげを入れて中
火にかけ、煮立ったらふたをして、弱火で30分
ほど煮る。梨が透き通ってきたらはちみつを加
え【a】、2〜3分煮て、器に盛る。
（1人分126kcal）

乾燥肌さんにおすすめ！
白きくらげ

うるつや
美肌食材

中華食材としておなじみの白きくらげは、乾燥肌の改善に効果てきめん！
水でもどしておけばすぐに使えるので、毎日の食生活にぜひ取り入れてみて。

こりこりとした独特の食感が楽しい白きくらげは、「水」を補う働きがあり、肌をうるおす効果が抜群。特に空気が乾きやすい時期、肌の乾燥やたるみに悩む人は、ぜひ積極的に取り入れたい食材です。まとめてたっぷりもどしておけば、手軽に使えて便利。あえものやみそ汁などに入れて、こまめに取り入れましょう。大型スーパーや中華食材店、ネット販売などで購入できます。

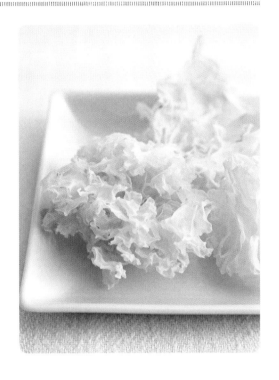

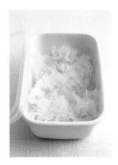

もどし方と保存
白きくらげ（乾燥）10gはたっぷりの水に20分ほどつけてもどす。水けをきって堅い部分を切り落とし、食べやすく切って保存容器に入れる。冷蔵庫で4日ほど保存可能。

白きくらげでパパッと一品

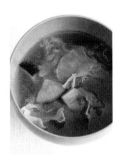

ほくほくのさつまいもとの食感の違いを楽しんで。

白きくらげとさつまいものみそ汁

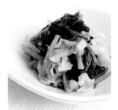

淡泊な味わいだから、こくのあるごまあえによく合います。

白きくらげとほうれん草のごまあえ

材料(2人分)**と作り方**
さつまいも4cm（約25g）は縦4等分に切り、横に幅5mmに切る。小鍋にだし汁1½カップを入れて中火にかけ、煮立ったらさつまいもと、白きくらげ（もどしたもの。上記参照）20gを加える。弱火で10分ほど煮て、さつまいもに火が通ったら、みそ大さじ½を溶き入れ、ひと煮して火を止める。
（1人分30kcal、塩分0.7g）

材料(2人分)**と作り方**
ほうれん草（小）¼わ（約50g）は塩少々を加えた熱湯で色鮮やかになるまでゆで、水にとってさます。水けを絞って根元を切り、長さ4cmに切る。ボールに白練りごま、白すりごま、しょうゆ、みりん各小さじ1を混ぜ合わせる。ほうれん草と、白きくらげ（もどしたもの。上記参照）40gを加えてあえる。
（1人分49kcal、塩分0.5g）

べたつき・ニキビで脂っぽい

刺激物を避けて代謝を高める食材をたっぷり

あずきと豚肉のスープ

強い解毒作用があり、体内の老廃物を外に出す働きのある**あずき**。
むくみの改善に作用する**セロリ**とともに、代謝アップをはかります。
あずきの色みが溶け出したスープは、豚肉のうまみでこっくりとした味わい。

材料(作りやすい分量)
豚こま切れ肉 …… 100g
ゆであずき缶詰(無糖・210g入り)…… 1缶
玉ねぎ …… ½個
セロリの茎 …… ½本分(約60g)
洋風スープの素(顆粒)…… 小さじ1½
塩　オリーブオイル

作り方

1　セロリは筋を取り、玉ねぎとともにみじん切りにする。豚肉は塩小さじ⅓をふる。

2　鍋にオリーブオイル大さじ1を中火で熱し、豚肉を入れて炒める。肉の色が変わったら玉ねぎ、セロリを加えて炒め合わせ、全体に油が回ったらふたをして、弱火で5分ほど蒸し焼きにする。

3　水1½カップと、洋風スープの素、あずきを缶汁ごと加えて中火にし【a】、煮立ったら弱火で25～30分煮て火を止める。
（⅓量で218kcal、塩分1.4g）

[a]
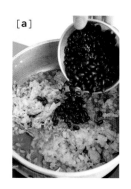

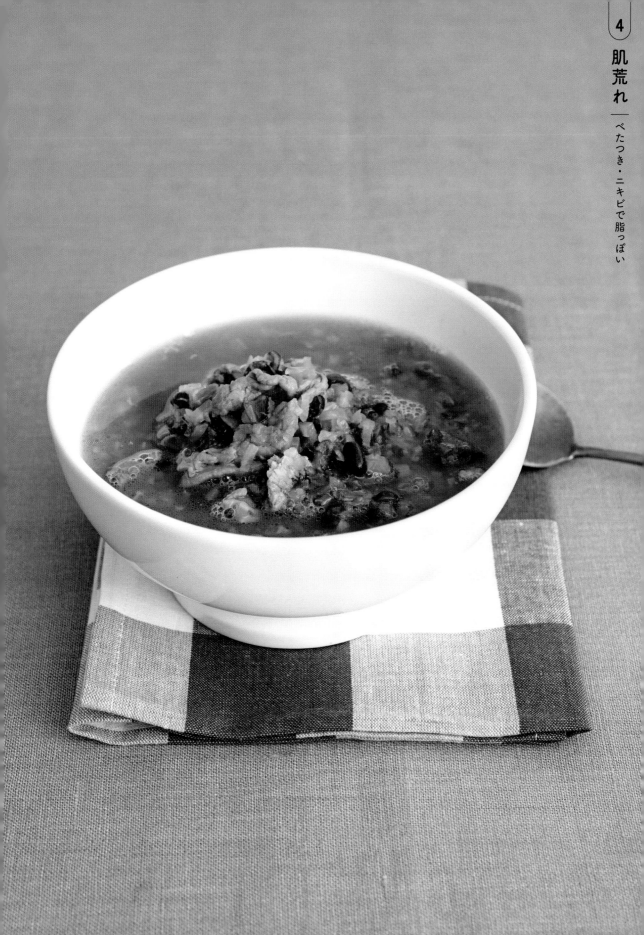

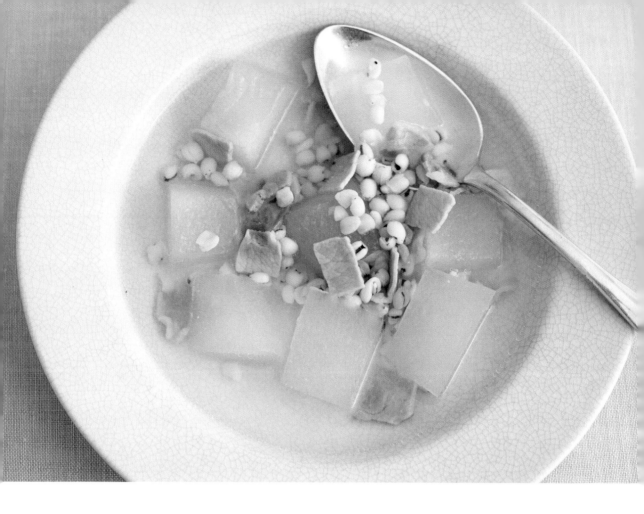

とうがんとはと麦のスープ

利尿作用が強く、むくみの解消に効果のある**とうがん**と**はと麦**が主役です。
とうがんは皮と種もいっしょに煮ると、有効成分がたっぷり溶け出し、美肌効果がアップ！
まとめて作って、味を含んだとうがんの柔らかな口当たりを楽しんで。

材料(作りやすい分量)

とうがん ……⅛個(約450g)
はと麦(ゆでたもの。右ページ参照)…… 60g
ロースハム …… 4枚(約50g)
鶏ガラスープの素(顆粒)…… 大さじ1½
塩

作り方

1 とうがんは横に幅3cmくらいに切り、それぞれ放射状に2〜3等分に切る。皮を厚めに切り落とし【a】、先端の種とわたを切り取る【b】(皮、種とわたはとっておく)。ハムは幅1cmに切ってから、横に幅1.5cmに切る。

2 鍋に水3カップ、塩少々と、鶏ガラスープの素、とうがん(皮、種とわたも)、はと麦、ハムを入れて中火にかける。煮立ったら弱火で25〜30分煮る【c】。

3 とうがんの皮と種を取り除き、器に盛る。
(⅓量で93kcal、塩分1.3g)

[a] 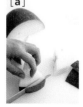　[b] 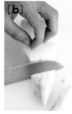　[c]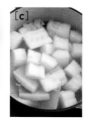

べたつき肌さんにおすすめ！
はと麦

うるつや
美肌食材

あまりなじみのないはと麦ですが、じつは美肌に効果絶大！
ふだんの食事にも取り入れやすいので、冷蔵庫に常備して「うるつや」肌を実感して。

はと麦は利尿作用にすぐれ、体内の老廃物を排出する働きがあることから、古くから「イボ取り」の生薬として使われてきました。べたつき、ニキビの改善にはと麦が効果的とされるのも、「排出」の働きによるもの。たくさんゆでて小分けにし、冷凍しておくといつでも使えて便利です。ただし、異物を体外に出す力が強いので、妊娠中は避けてください。自然食品店などで購入できます。

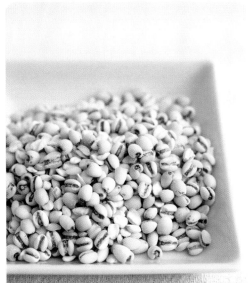

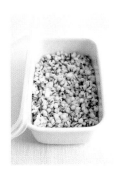

ゆで方と保存

はと麦100gは手でこすり合わせるようにして洗い、水がにごらなくなったら、たっぷりの水に20分ほどつける。ざるに上げて水けをきり、鍋に入れて、たっぷりの水を注いで中火にかける。沸騰したら20分ほどゆでてざるに上げ、粗熱が取れたら保存容器に入れる。冷蔵庫で3～4日、小分けにして冷凍すれば、1カ月ほど保存可能。

はと麦でパパッと一品

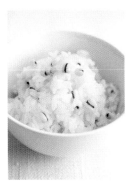

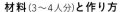

毎日続けるなら、
この食べ方が
断然おすすめ！

はと麦ご飯

材料（3～4人分）と作り方
米2合（360㎖）は洗ってざるに上げ、炊飯器の内がまに入れる。2合の目盛りまで水を注いで、はと麦（ゆでたもの。上記参照）大さじ4～6を加え、水大さじ2をたして、普通に炊く。
（¼量で337kcal、塩分1.0g）

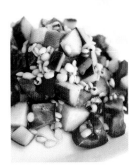

プチプチの食感が、
くせになるおいしさ。

はと麦の
デリ風サラダ

材料（2人分）と作り方
トマト½個はへたを取り、きゅうり½本とともに1cm角に切る。ボールに入れて、はと麦（ゆでたもの。上記参照）大さじ2～3を加え、好みのドレッシング大さじ1であえる。
（1人分71kcal、塩分0.4g）

ストレスでくすむ

感情の乱れをなくして気の流れをおだやかに

大根とほうれん草のみぞれスープ

大根には気の流れをよくする働きが、**ほうれん草**には血をつくり、
顔色をよくする効果が期待できます。リラックスアロマ・**ゆずの皮**の香りと
ふんわりとやさしい口当たりに、心が癒やされるよう。

材料(2人分)

大根 …… ⅙本(約200g)
ほうれん草 …… 小¼わ(約50g)
だし汁 …… 1カップ
ゆずの皮のせん切り …… 適宜
塩

作り方

1 大根は皮をむき、半分はすりおろし、残りは1.5cm角に切る。ほうれん草は根元を切り、ざく切りにする。

2 鍋にだし汁、角切りにした大根と、塩少々を入れて中火にかけ、煮立ったらふたをして、弱火で10分ほど煮る。

3 大根が柔らかくなったら、ほうれん草、大根おろしを加え、ひと煮する。味をみて、塩適宜で味をととのえ、器に盛って、ゆずの皮を散らす。
（1人分32kcal、塩分0.3g）

まるごと玉ねぎのスープ

疲労回復や、精神を安定させる効果のある**玉ねぎ**を、まるごとじっくりと煮込みます。
下ごしらえなし、火にかけるだけでできるので、まとめて作るのがおすすめ。
最後に**パセリ**をふって、香りよく仕上げて。

材料(作りやすい分量)

玉ねぎ(小) …… 4個(約600g)
洋風スープの素(顆粒) …… 小さじ2
パセリのみじん切り …… 適宜
塩

作り方

1 玉ねぎは上下を薄く切り落として厚手の鍋に入れ、水2カップ、塩少々と、洋風スープの素を加えて中火にかける。煮立ったらふたをして、弱火で30分ほど煮る。

2 玉ねぎに竹串を刺し、柔らかく煮えたら、味をみて、塩適宜で味をととのえる。器に盛り、パセリをふる。
（¼量で59kcal、塩分0.8g）

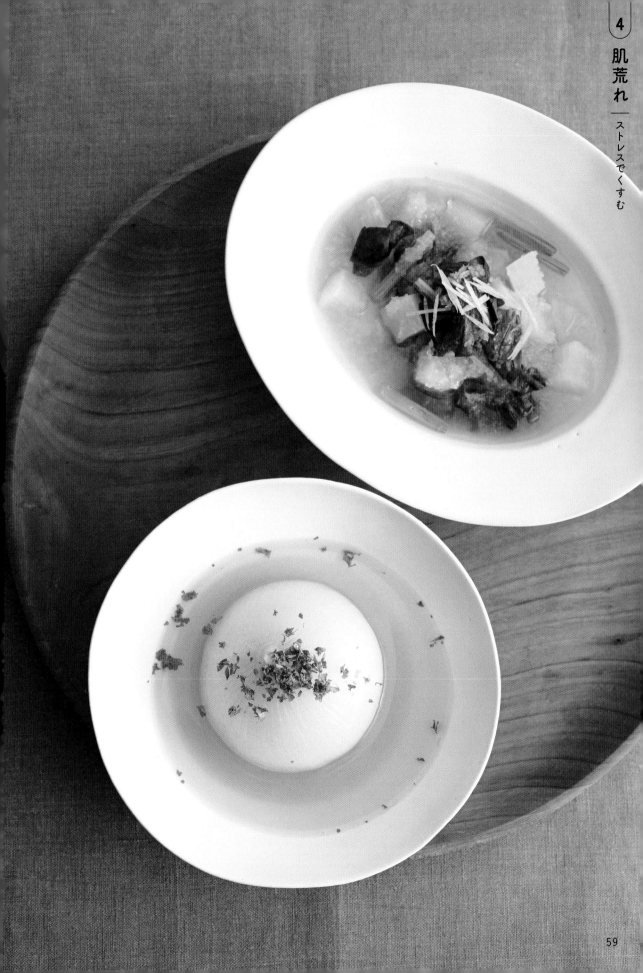

貧血ぎみでつやがない

不規則な生活をリセットして肌ピカに

牛肉と長いもの和風スープ

血を補う**牛肉**、**にんじん**、**きくらげ**と、気を補い、肌をうるおす働きのある**長いも**を使った、具だくさんの和風スープ。彩りや食感が豊かで、満足の食べごたえです。

材料(2人分)

牛切り落とし肉 …… 120g
長いも …… 6cm(約160g)
にんじん …… ½本(約75g)
きくらげ(乾燥) …… 5g
だし汁 …… 2カップ
塩　サラダ油　酒　しょうゆ

作り方

1 きくらげはたっぷりの水につけてもどし、水けをきって食べやすく切る。にんじんは皮をむいて一口大の乱切りにする。長いもは皮をむき、大きめの一口大の乱切りにする。牛肉は塩小さじ¼をふる。

2 鍋にサラダ油小さじ2を中火で熱し、牛肉を入れて炒める。肉の色が変わったら酒大さじ2をふり、だし汁、きくらげ、野菜を加える。煮立ったらアクを取り、ふたをして弱火で10〜15分煮る。長いもに火が通ったら、しょうゆ小さじ2で調味し、器に盛る。
（1人分278kcal、塩分1.8g）

かきとほうれん草のスープ

血を補う作用にすぐれた、**かき**と**ほうれん草**が主役。
かきはしっかりと汚れと臭みを取り、火を通しすぎずにプリッと仕上げます。

材料(2人分)

かき(むき身・加熱用) …… 200g
ほうれん草 …… 小½わ(約100g)
鶏ガラスープの素(顆粒) …… 小さじ2
塩　酒

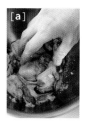
[a]

作り方

1 ほうれん草は塩少々を加えた熱湯でさっとゆで、冷水にとってさます。水けを絞って根元を切り、長さ2〜3cmに切る。かきはボールに入れて塩大さじ1をふり、かるく混ぜながら、そっともむ【a】。汚れが出てきたら洗ってざるに上げ、熱湯を回しかける。

2 鍋に水1½カップ、酒大さじ1と、鶏ガラスープの素を入れて中火にかけ、煮立ったらかきを加えて3〜4分煮る。ほうれん草を加えてひと煮し、味をみて、塩適宜で味をととのえ、器に盛る。
（1人分83kcal、塩分2.3g）

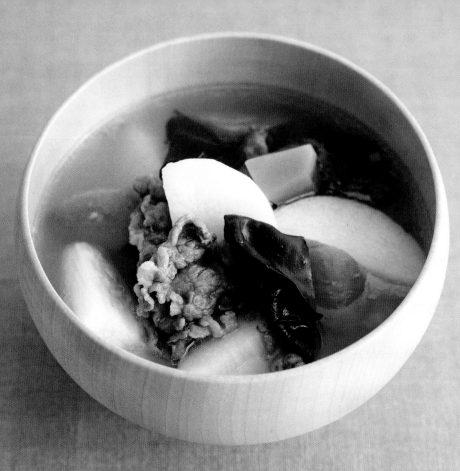

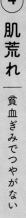

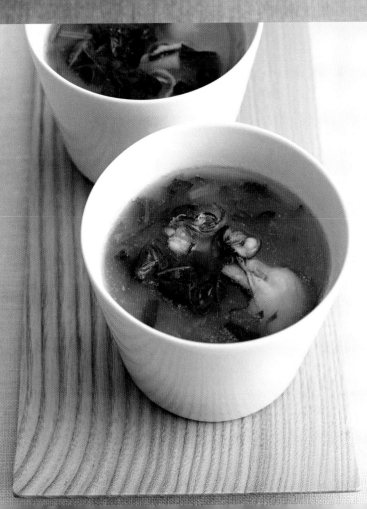

CHAPTER 5

胃の痛み

[冷えによる痛み]

症 状

- ☐ 手足が冷えやすい
- ☐ ふだん、冷たい飲み物をよく飲む
- ☐ のどは渇かず、
  飲むなら温かいものを飲みたい
- ☐ 冷えると痛みが強くなり、
  温めると楽になる

原因と対策

外的な寒さや、冷たいものの飲みすぎなど、冷えによって胃の気、血の流れが滞るのが原因。また、冷えによって胃の消化機能が低下し、痛みにもつながる。体を温める作用が強い食材、温熱性の食材を選ぶとよい。

おすすめ食材

鶏肉	かぼちゃ	ねぎ	にんにく
鮭	長いも	しょうが	もち米
にら	じゃがいも	らっきょう	くるみ

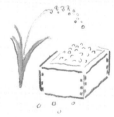

普通の米は平性だが、もち米は温熱性で、体を温める効果がある。消化がよく、胃の働きをよくする効果も。

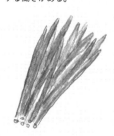

「起陽草」とも呼ばれるにらは、温め効果が抜群。特に胃や腸を温めて、血行をよくする働きがある。

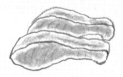

温熱性の鮭には、特に冷えて低下した内臓の働きを改善させる効果がある。冷えによる胃痛の改善にはベスト。

胃が痛む原因は、大きく分けて「冷え」と「炎症」の2つ。それぞれ対処法は、
体を「温める食材をとる」「冷やす食材をとる」と正反対ですが、共通していえるのは、
消化吸収のよい食べ物がいいということ。また、ストレスによる胃痛はもとより、
冷たいものばかりを飲んでいたり、揚げものなど油っぽいものを好むような飲食のかたよりは、
胃にダメージを与える落とし穴。胃を守るためには、生活習慣にも気をつけたいところです。

［ 炎症による痛み ］

症 状

- ☐ 胃痛や胃炎、胸やけなどがある
- ☐ 胃酸が口中に出てくる感じがする
- ☐ 口が乾く
- ☐ 口臭がする
- ☐ 便秘がち

原因と対策

ストレスをため込んだり、辛いものや油っぽい
ものの食べすぎ、アルコールのとりすぎによる
胃の炎症が原因。胃に熱が生じて「水」が不足
することで、冷やす、うるおすなどの働きが悪
くなり、痛みを伴う。寒涼性の食材で体を冷や
し、余分な熱を取るのが◎。

おすすめ食材

トマト	キャベツ	もやし	はと麦
なす	ほうれん草	りんご	豆腐
きゅうり	白菜	小麦	豆乳

トマトは体をうるおすだけでな
く、豊富に含まれるβ-カロ
テンの働きで強い抗酸化作用
を発揮。炎症を抑え、内臓
の粘膜を強くする効果も。

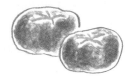

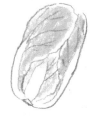

冬に大活躍の白菜には、意
外にも体内の余分な熱をさま
す効果が。特に胃腸に働きか
け、消化吸収を助ける。

キャベツはあらゆる胃の不調
に効果的で、胃痛のほか、胃
もたれ、消化不良などにもよ
い。性質は平性。

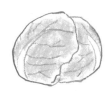

冷えによる痛み

ひんやりドリンクを控えて胃をやさしく養生

参鶏湯風スープ
（サムゲタン）

滋味深い味わいが人気の参鶏湯を、手ごろな食材で簡単に。
ベースの鶏肉はもちろん、ねぎ、にんにく、しょうがなどの
温め食材をたっぷり使い、もち米とともに煮ています。
煮込んでとろみがついたスープが、冷えた胃をやさしく温めます。

材料(作りやすい分量)
鶏もも肉 …… 1枚(約250g)
ねぎ …… 1本(約100g)
にんにく …… 1かけ
しょうがの薄切り …… 3枚
もち米 …… 大さじ2
鶏ガラスープの素(顆粒) …… 大さじ2
酒　塩

作り方

1　ねぎは斜め薄切りにする。鶏肉は余分な脂肪を取り除き、一口
　　大に切る。もち米は洗ってざるに上げる。

2　鍋に水2½カップ、酒大さじ2と、鶏ガラスープの素、ねぎ、にん
　　にく、しょうが、もち米を入れて中火にかける。煮立ったら鶏肉を
　　加え、再び煮立ったら、弱めの中火で20分ほど煮る。味をみて、
　　塩適宜で味をととのえる。
　　(⅓量で211kcal、塩分1.6g)

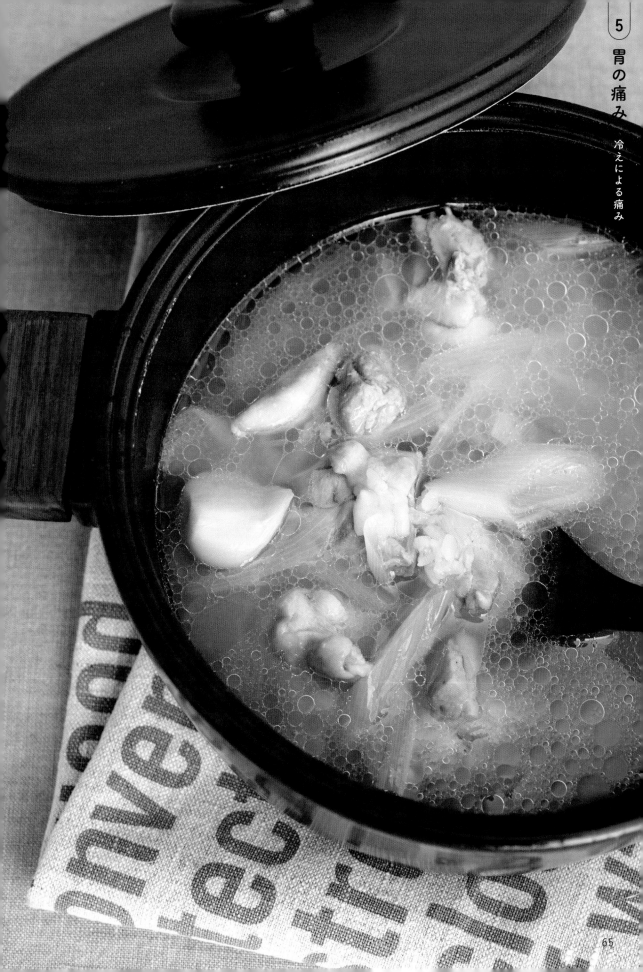

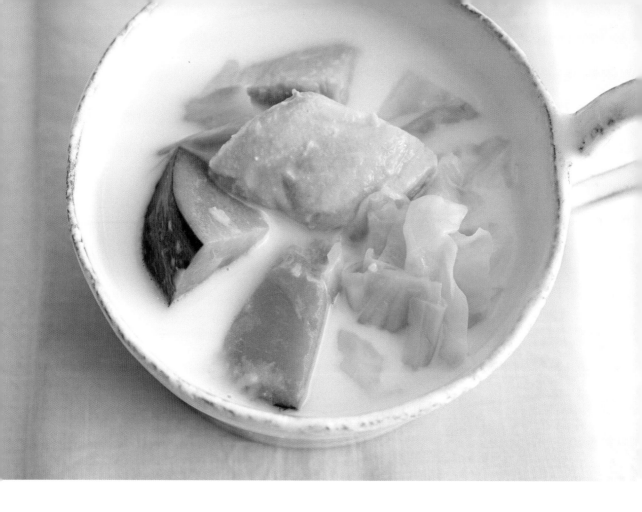

鮭とかぼちゃのミルクスープ

体を温める効果があり、弱った胃腸にやさしく働きかける鮭とかぼちゃ。
ここに胃の不調改善に役立つキャベツを加え、よりパワーアップさせました。
ミルクベースのスープに、塩けのきいた鮭、甘みのあるかぼちゃがよく合います。

材料(2人分)

甘塩鮭の切り身(大)……2切れ
かぼちゃ……¼個(約200g)
キャベツの葉……3枚(約150g)
牛乳……⅔カップ
洋風スープの素(顆粒)……小さじ1½
塩

作り方

1 キャベツはしんを切り取って一口大に切る。かぼちゃは種とわたを取り、一口大に切る。鮭は一切れを2つ〜4つに切ってざるに入れ、熱湯を回しかける【a】。

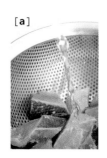

[a]

2 鍋に水1½カップと、洋風スープの素、鮭、キャベツ、かぼちゃを入れて中火にかけ、煮立ったらアクを取り、弱めの中火で12分ほど煮る。火を止めてふたをし、8分ほどおく。

3 牛乳を加えて温め、味をみてたりなければ、塩適宜で味をととのえる。煮立つ直前に火を止め、器に盛る。
(1人分326kcal、塩分2.8g)

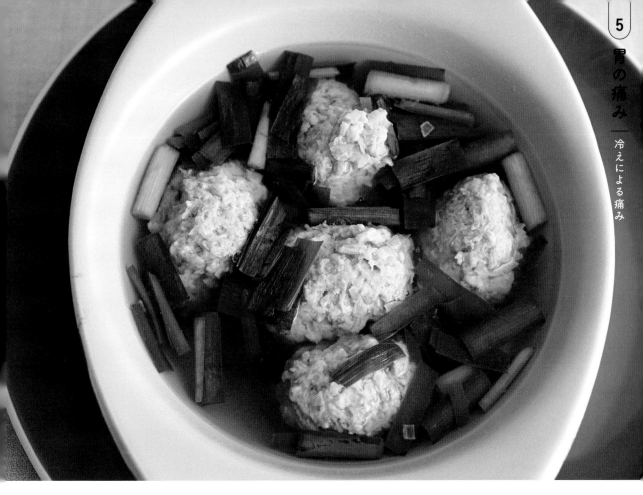

鶏だんごとにらのスープ

鶏ひき肉に**しょうが**、**ねぎ**を混ぜ込み、温め効果を凝縮した鶏だんごに。
柔らかなたねは胃に負担をかけないので、調子が悪いときでも大丈夫。
最後に加える**にら**には、血行をよくし、消化力を高める働きがあります。

材料(2人分)

鶏だんご
┌ 鶏ひき肉 …… 150g
│ しょうがのすりおろし …… 小さじ1½
│ ねぎのみじん切り …… ½本分
│ 卵 …… ½個分
│ 片栗粉 …… 小さじ2
└ みそ …… 小さじ2
にら …… ½束(約50g)
だし汁 …… 2½カップ
酒　しょうゆ

作り方

1 にらは長さ2cmに切る。ボールに鶏だんごの材料を合わせ、よく練り混ぜる。

2 鍋にだし汁と、酒大さじ1を入れて中火にかける。煮立ったら、鶏だんごをスプーンで一口大にすくって落とし入れ【a】、弱めの中火で15分ほど煮る。

3 しょうゆ小さじ1を加えて調味し、にらを加えてひと煮する。
（1人分195kcal、塩分1.7g）

[a]

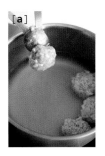

炎症による痛み

体をクールダウンして胃の機能を回復

ダブルトマトの
ミネストローネ

体の余分な熱を取る働きのあるトマト、なす、セロリを、
ぜいたくに使って。味のベースとなるトマトには、
胃腸の働きを活発にし、消化を高める作用も期待できます。
具が小さめだから、たくさんの野菜も食べやすいのがうれしい。

材料(作りやすい分量)
ミニトマト ……15個
なす……1個
セロリの茎 …… ¾本分(約90g)
玉ねぎ……½個
カットトマト缶詰(400g入り)……½缶
洋風スープの素(顆粒)…… 小さじ1½
塩　オリーブオイル

作り方

1　なすはへたを切り、1cm角に切る。塩水(水1カップに対して塩
　　小さじ1が目安)に5分ほどさらし、水けをきる。セロリは筋を
　　取って1cm角に、玉ねぎは1cm四方に切る。ミニトマトはへた
　　を取り、縦半分に切る。

2　厚手の鍋にオリーブオイル大さじ1½と、玉ねぎ、セロリを入れ
　　て中火にかける。全体に油が回るまで炒め、ふたをして弱火で5
　　分ほど蒸し焼きにする。なすを加えて炒め合わせ、ふたをして3
　　分ほど火を通す。

3　カットトマトと、塩少々を加え、強めの中火で1〜2分炒める。水
　　1½カップと、洋風スープの素を加え、煮立ったら弱火で20分ほ
　　ど煮る。ミニトマトを加えて2分ほど煮て、味をみて、たりなけれ
　　ば塩適宜で味をととのえる。
　　(⅓量で115kcal、塩分1.0g)

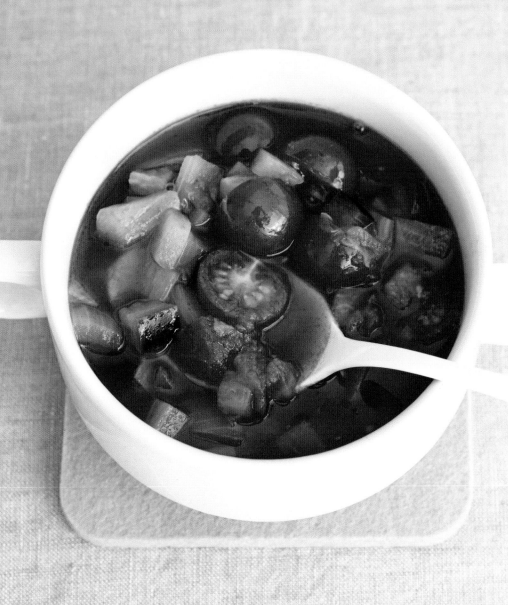

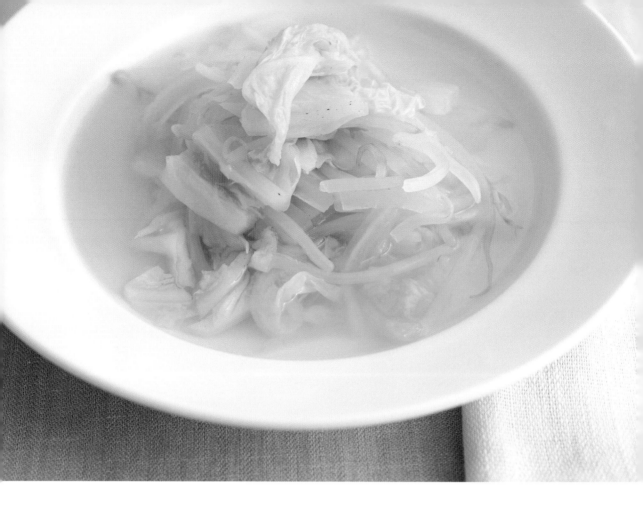

白菜ともやしのスープ

デイリーに取り入れやすい白菜ともやしも、炎症を起こした胃をやさしく冷やす食材。
白菜はさらに、消化器の働きを活性化し、胸やけや胃のむかつきを改善する効果が
期待できます。淡泊な味わいの具に、クリアなスープが好相性。

材料(2人分)

白菜の葉……2枚(約200g)
もやし……½袋(約100g)
鶏ガラスープの素(顆粒)……大さじ1
塩

作り方

1 白菜は葉としんに切り分け、葉はざく切りに、しんはもやしに合わせて細切りにする。もやしはできればひげ根を取る。

2 鍋に水2カップと、鶏ガラスープの素を入れて中火にかける。煮立ったら、もやし、白菜のしんと、塩少々を加え、再び煮立ったら、弱火で3分ほど煮る。白菜の葉を加えてさっと煮て、味をみて、たりなければ塩適宜で味をととのえ、器に盛る。
(1人分28kcal、塩分1.4g)

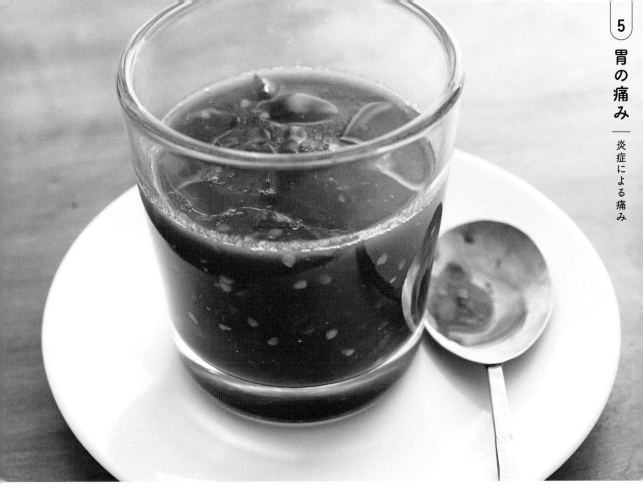

トマトのすりおろし冷製スープ

体をクールダウンしてくれるトマトを、そのまま味わう一品。
素材で味が決まるので、完熟したおいしいトマトをぜひ使って。
香りのよいオリーブオイルが、味に深みを加えます。

材料(2人分)
トマト(熟したもの)……3個
塩
エキストラバージンオリーブオイル

作り方
トマトはへたを取って、皮ごとすりおろす【a】。ボールに入れ、塩少々を加えてよく混ぜ、器に盛ってオリーブオイル小さじ1をたらす。
(1人分71kcal、塩分0.1g)

[a]

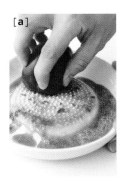

CHAPTER 6

風邪

[水っぽい鼻みずが出て、
悪寒がある]

症 状

☐ まず鼻の症状が起き、
　水っぽい鼻みずが出る

☐ のどがかゆく、たんは白くて薄い

☐ 頭痛、筋肉痛、関節痛がある

☐ 熱が出ないことも多く、
　出るときは強い悪寒がある

原因と対策

体が冷え、呼吸や免疫の機能が低下するのが原因。寒い時期にかかることが多いが、夏場に体を冷やしすぎてかかることもある。発汗を促す温熱性の食材をとるとよい。

おすすめ食材

かぶ	にんにく	青じその葉	こしょう
まいたけ	しょうが	パクチー	シナモン
ねぎ	三つ葉	黒砂糖	杏仁

かぶは温熱性で適度に体を温める働きがあるが、一方で、体にうるおいを与え、熱を抑える働きもある。口やのどの渇きを癒やす作用も。

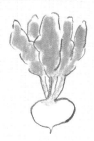

ねぎには体を温め、発汗を促す作用があり、悪寒や発熱などを伴う風邪に効果的。のどの炎症を鎮める効果も。

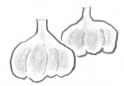

血行を促し、体を温める働きがあるにんにくは、寒さが原因の風邪に効果的。体の機能や働きを全体的に整える効果もある。

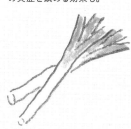

風邪は、とにかく汗をかいて治せばよい！　と思っていませんか？
じつは水っぽい鼻みずが出る「鼻風邪」は体を温めて治す、のどがはれて痛む「のど風邪」は
体をさまして治すのが正解。風邪の対処法は一つではなく、タイプによって異なります。
また、ひき始めは「鼻風邪」だったのに、途中から「のど風邪」に変化する場合もあるので、
症状に合わせて、段階ごとに対処していきましょう。

［ のどが痛み、たんがからむ ］

症状

- ☐ のどがはれて痛む
- ☐ 口が乾き、
  冷たいものが飲みたくなる
- ☐ 鼻みずは粘っこい
- ☐ たんは黄色く粘りがある
- ☐ 発熱がある

原因と対策

体が熱を持つことで、呼吸や免疫の機能が低下するのが原因。温暖な時期にかかることが多いタイプ。体を適度に冷やす寒涼性の食材、解熱、消炎作用がある食材を選ぶとよい。ただし、冷たいものを食べすぎると胃腸をこわしやすいので、温かい食事や飲み物でとるようにして。

おすすめ食材

大根	ごぼう	バナナ	ぎんなん
豆腐	白菜	梨	ミント
れんこん	わかめ	みかん	くず粉

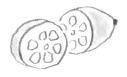

れんこんには体にたりない「水」を補い、余分な熱を取り除く効果が。のどの渇きをうるおし、せきやたんを改善してくれる。生だとより強力。

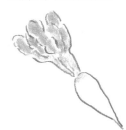

古くからはちみつ大根などが食されてきたように、大根はのどが痛み、たんが出る風邪に効果的。性質は寒涼性。

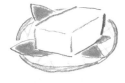

豆腐には体の余分な熱を取り除いて、たりない「水」を補う効果があり、口やのどの渇きを癒やす働きが。熱によるのどの痛みを鎮める効果も。

水っぽい鼻みずが出て、悪寒がある

体を温めて発熱＆悪寒をシャットアウト

にんにくスープ

体のしんから温まる にんにく を、とにかくたっぷりとって、鼻風邪を撃退！
まろやかさをプラスしてくれる 卵 には、口やのどの渇きを癒やす効果も。

材料(2人分)

にんにくのみじん切り …… 大2かけ分
溶き卵 …… 1個分
洋風スープの素(顆粒) …… 小さじ1強
オリーブオイル　パン粉　塩

作り方

1　鍋にオリーブオイル小さじ2と、にんにくを入れて中火にかけ、香りが立ったら、パン粉大さじ1½を加えて炒める【a】。全体になじんだら水250mℓと、洋風スープの素を加え、煮立ったら塩小さじ¼を加えて、5分ほど煮る。

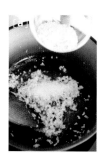

2　溶き卵を回し入れ、浮いてきたらざっと混ぜて火を止める。味をみて、たりなければ塩適宜で味をととのえ、器に盛る。
（1人分104kcal、塩分1.6g）

かぶと三つ葉のすまし汁

せきやたんを鎮め、口の乾きを癒やす働きのある かぶ がメインの和風スープ。
三つ葉 のさわやかな香りが、食欲を増進します。

材料(2人分)

かぶ(小) …… 2個(約150g)
三つ葉 …… 3本
だし汁 …… 2カップ
しょうゆ

作り方

1　かぶは葉を切り落とし、皮つきのまま縦に6〜8等分に切る。三つ葉はざく切りにする。

2　鍋にだし汁を入れて中火にかけ、煮立ったらかぶを入れて、ふたをして弱火で20分ほど煮る。しょうゆ小さじ½で調味して器に盛り、三つ葉を散らす。
（1人分20kcal、塩分0.4g）

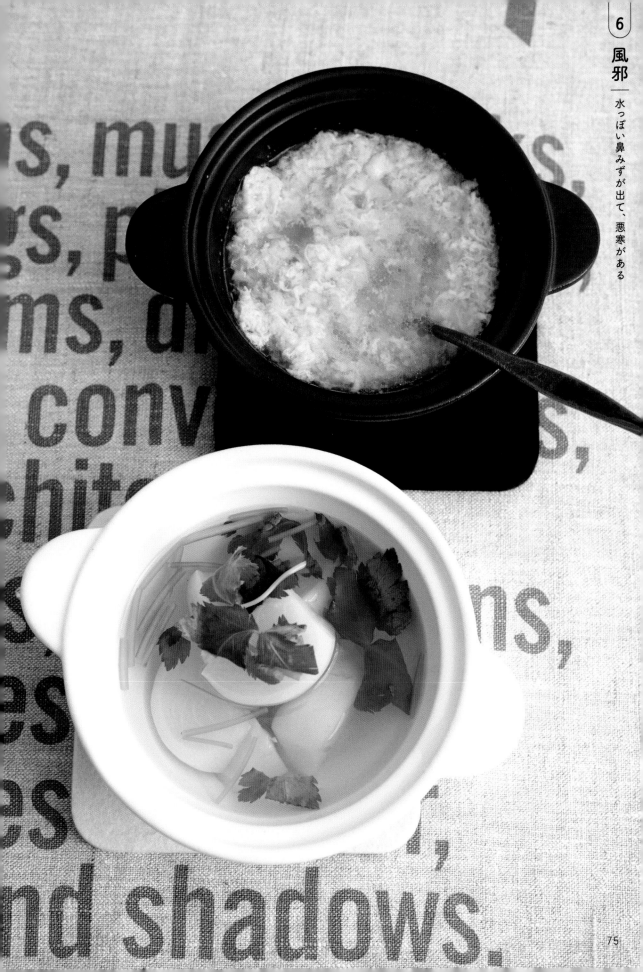

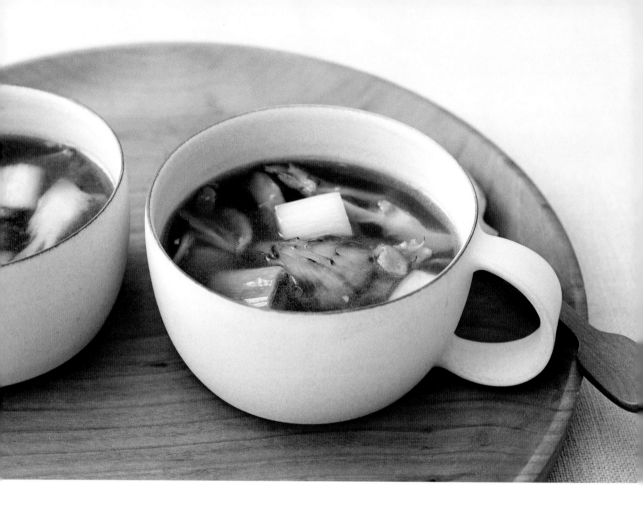

まいたけと焦がしねぎのスープ

こんがりと焼きつけた**ねぎ**の香ばしさが、味の決め手。
にんにく、しょうがをたっぷりと使って、温め効果もしっかりと。
まいたけは免疫機能を高める作用が強く、風邪にはうってつけの食材です。

材料(2人分)

まいたけ……1パック(約100g)
ねぎ……1本(約100g)
にんにくのみじん切り……1かけ分
しょうがのみじん切り……1かけ分
鶏ガラスープの素(顆粒)……大さじ1
ごま油　塩　酒

作り方

1　ねぎは幅1.5cmに切る。まいたけは食べやすくほぐす。

2　鍋にごま油小さじ2、にんにく、しょうがを入れて中火にかける。香りが立ったらねぎを加え、ときどきころがしながら焼きつける。ところどころ焼き色がついたらまいたけを加えて炒め合わせ、塩少々をふってさっと炒める。

3　水2カップと、鶏ガラスープの素、酒大さじ1を加え、煮立ったら弱めの中火で8〜10分煮る。味をみて、たりなければ塩適宜で味をととのえ、器に盛る。
（1人分80kcal、塩分1.7g）

もしかして？　と思ったら
鼻風邪撃退ドリンク

飲んで
ポカポカ！

風邪はひどくなる前に、早めに対処するのが何よりも大事。
鼻がグズグズしてきたらすぐに飲みたい、ドリンク2品をご紹介します。

シナモンの甘い香りと、黒こしょうの
スパイシーな刺激がくせになります。

シナモンと
黒こしょうのチャイ

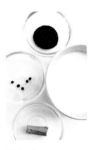

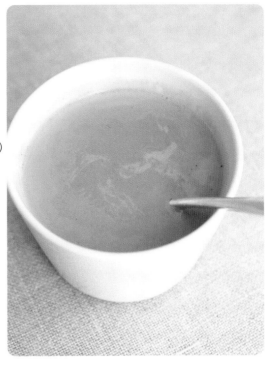

材料(1人分)

シナモンスティック……⅓本
　（またはシナモンパウダー小さじ⅙）
黒粒こしょう……5粒
紅茶の葉……小さじ1
牛乳……¾カップ
好みで黒砂糖……適宜

作り方

鍋に水½カップと、シナモンスティック（パウダーの
場合は仕上げにふる）、黒粒こしょう、紅茶の葉を入
れ、中火にかける。煮立ったら弱めの中火で5分ほど
煮出し、牛乳を加えて3〜5分温める。茶こしでこし
てカップに注ぎ、好みで黒砂糖を加える。
（101kcal）

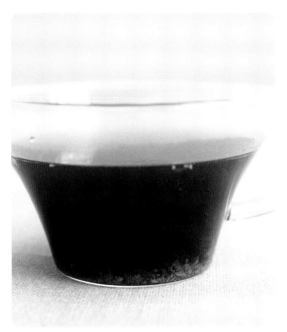

さわやかな青じその香りがアクセント。
湯を注いで少しおき、風味を引き出します。

しそ入りしょうが湯

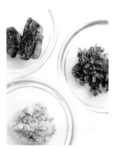

材料(1人分)

しょうが……1かけ
青じその葉……2枚
黒砂糖(かたまり)……10g

作り方

しょうがは皮ごとすりおろす。青じそは軸を切り、
みじん切りにする。カップにしょうが、青じそ、黒砂
糖を入れ、湯¾カップを注いでよく混ぜ、ふたをし
て5分ほどおいてからいただく。
（38kcal）

のどが痛み、たんがからむ

代謝を高めて体内バランスを徐々に整えて

大根とわかめの韓国風スープ

のどの痛みに効果的な大根と、熱をさます働きのあるわかめを組み合わせて。
熱が高いときには大根をすりおろし、最後に加えてひと煮すると、より効果的です。

材料(2人分)

大根 …… 5cm(約180g)
カットわかめ(乾燥)…… 3g
白いりごま …… 小さじ1
鶏ガラスープの素(顆粒)…… 小さじ2強
ごま油　塩

作り方

1　大根は皮ごと縦8等分に切り、横に薄切りにする。わかめは水につけてもどし、水けを絞って、大きければ食べやすく切る。

2　鍋にごま油小さじ2を中火で熱し、大根を入れて炒める。全体に油が回ったら、ふたをして弱火で5分ほど蒸し焼きにする。

3　わかめを加えてさっと炒め、水1½カップ、塩少々と、鶏ガラスープの素を加えて中火にする。煮立ったら弱火にし、3分ほど煮る。味をみて、たりなければ塩適宜で味をととのえ、器に盛って白いりごまをふる。
（1人分75kcal、塩分1.2g）

豆腐の豆乳スープ

せきやたんを鎮める働きのある豆乳をベースに、解毒作用のある豆腐を加えてさっと煮たまろやかなスープ。彩りと味のアクセントにもなるみょうがは、のどの痛みを緩和してくれます。

材料(2人分)

絹ごし豆腐 …… 小1丁(約200g)
豆乳(成分無調整)…… 250㎖
みょうがの小口切り …… 1個分
めんつゆ(3倍濃縮)
　　…… 小さじ2〜大さじ1
塩

作り方

鍋に豆乳を入れ、豆腐をスプーンなどですくい入れる【a】。中火にかけて温め、煮立つ直前に火を止める。めんつゆと、塩少々で調味して器に盛り、みょうがをのせる。
（1人分136kcal、塩分0.7g）

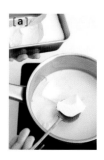
[a]

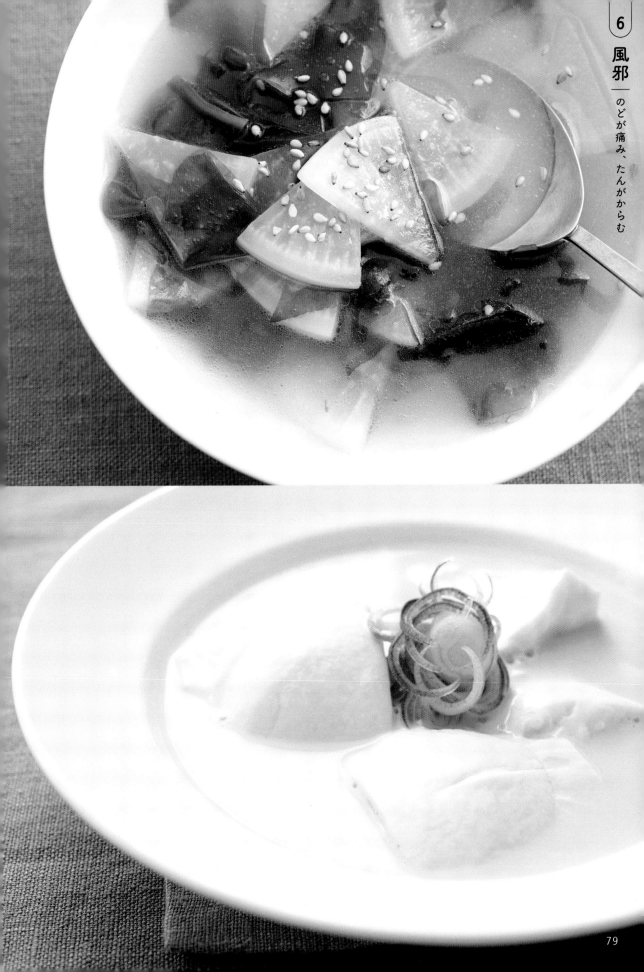

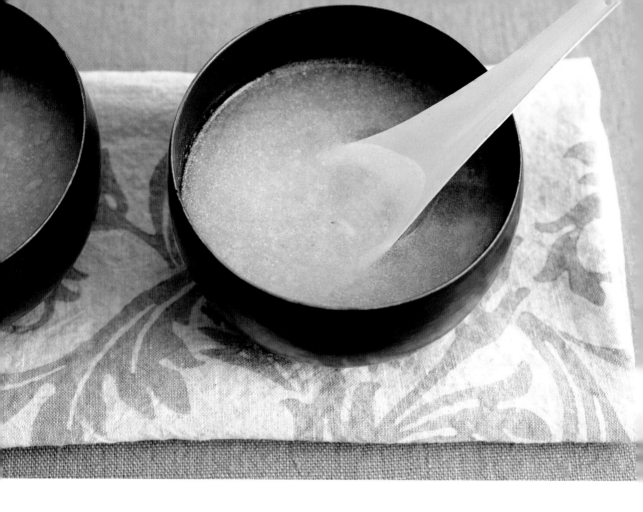

根菜のすりおろしスープ

せきを鎮める <u>れんこん</u> や、のどの痛みをやわらげる <u>ごぼう</u>、体力回復に効果的な <u>長いも</u> など、
のど風邪に効果抜群の根菜がたっぷり。食べやすくすりおろしていただきます。
素材の味が強いので、シンプルな塩味でも深い味わい。

材料(2人分)

れんこん(小)……⅓節(約60g)
ごぼう……5cm(約20g)
長いも……2cm(約50g)
だし汁……2カップ
塩

作り方

1 ごぼうとれんこんはたわしでよく洗い、5分ほ
ど水にさらしてから、皮ごとすりおろす【a】。長
いもは皮をむき、同様にすりおろす。

2 鍋にだし汁と、塩少々を入れて中火にかけ、煮
立ったら1を加える。再び煮立ったら弱火にし、
ときどき混ぜながら8〜10分煮る。味をみて、
たりなければ塩適宜で味をととのえ、器に盛る。
(1人分45kcal、塩分0.7g)

[a]

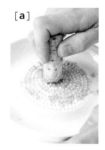

もしかして？ と思ったら
のど風邪撃退ドリンク

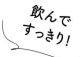
飲んで
すっきり！

のどからくる風邪は、乾燥と炎症をケアすることが大切。
鼻風邪と同様に、ひどくなる前におすすめのドリンク2品をご紹介します。

風邪の発熱や、口の乾きに効果のある
くずで、りんごジュースにとろみをつけて。
熱を持った体をやさしくうるおします。

りんごくず湯

材料(1人分)

りんごジュース(果汁100％のもの)……1カップ
くず粉……5g

作り方

鍋にりんごジュース、くず粉を入れ、しっかり混ぜて
くず粉を溶かす。弱めの中火にかけ、とろみがつく
まで3分ほど煮て、カップに注ぐ。
(99kcal)

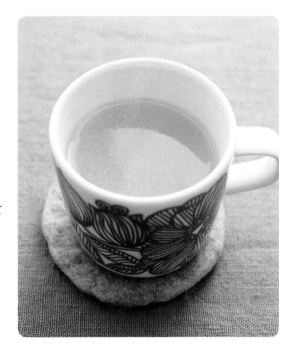

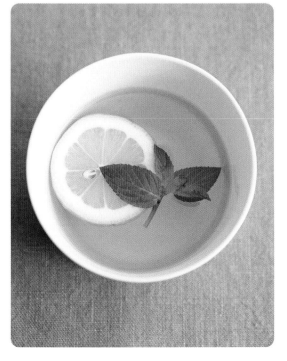

のどの痛みに効果のあるミントと、
からぜきやたんの改善に有効なレモンを
使っています。清涼感でのどすっきり！

レモンミントティー

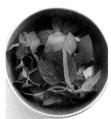

材料(1人分)

ミントの葉
　　……30枚くらい(3g)
レモン(国産)の
　　薄い輪切り……1枚

作り方

飾り用に少量のミントを取り分けておく。小鍋に水
1カップを沸かして残りのミントを加え、火を止め
てふたをし、3分ほどおく。茶こしでこしてカップに
注ぎ、レモン、飾り用のミントをのせる。
(4kcal)

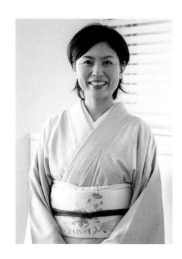

料理・監修　濱田美里

料理研究家。国際中医薬膳師、国際中医師A級の資格を持ち、食物の持つ薬効や体への働きかけについて深く研究し、食事で体を整えるための料理を数多く発表している。体にやさしく、家庭で再現しやすいレシピは定評があり、多くのファンを持つ。
旬の食材を取り上げ、薬膳の知識や発酵料理などを幅広く学べるオンライン料理教室を主宰。また、YouTubeチャンネルも人気。

公式サイト　　http://www.misato-shokdo.com/
Instagram　　@misatoancienne

YouTube

冷え　疲れ　便秘　肌荒れ　胃痛　風邪
6つの不調を食べて改善
私を整えるスープ

2023年11月2日　第1刷発行

発行所　　株式会社オレンジページ
　　　　　〒108-8357　東京都港区三田1-4-28　三田国際ビル
電話　　　ご意見ダイヤル　03-3456-6672
　　　　　販売
　　　　　（書店専用ダイヤル）03-3456-6676
　　　　　（読者注文ダイヤル）0120-580799
発行人　　鈴木善行
印刷所　　TOPPAN株式会社　Printed in Japan

Staff

アートディレクション／大薮胤美（フレーズ）
本文デザイン／尾崎利佳（フレーズ）
撮影／木村 拓（東京料理写真）〈料理〉　福岡 拓〈人物〉
スタイリング／綾部恵美子
イラスト／山﨑美帆
熱量・塩分計算、調理アシスタント／
　松本真紀（濱田美里オフィス）
編集担当／吉村紗矢香　菊地絵里　加藤洋子

参考文献

『現代の食卓に生かす「食物性味表」』(日本中医食養学会)、『中医食療方』(東洋学術出版社)、『薬膳・漢方 食材＆食べ合わせ手帖』(西東社)、『薬膳素材辞典』(源草社)、『からだに効く和の薬膳便利帳』(家の光協会)、『中医薬膳学』(東洋学術出版社)